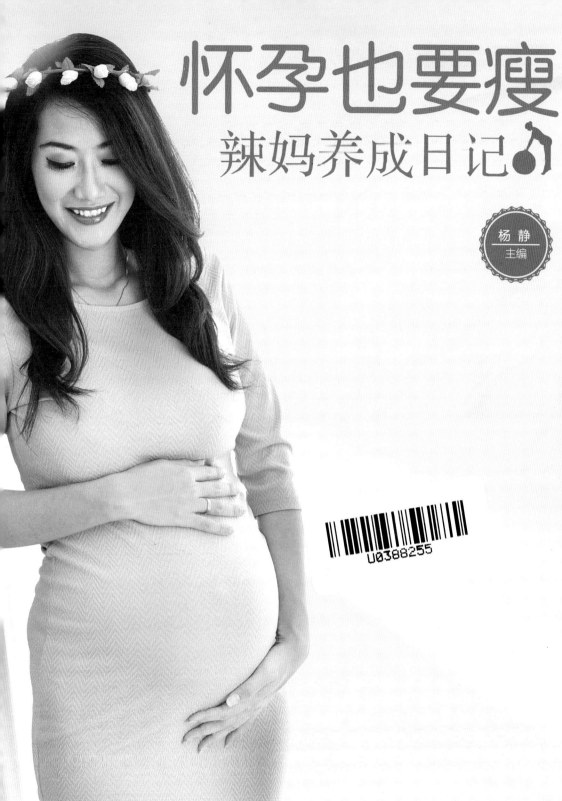

怀孕也要瘦
辣妈养成日记

杨 静
主编

黑龙江出版集团
黑龙江科学技术出版社

图书在版编目（CIP）数据

怀孕也要瘦 ：辣妈养成日记 / 杨静主编 . -- 哈尔滨 ： 黑龙江科学技术出版社，2017.3

ISBN 978-7-5388-9153-9

Ⅰ．①怀… Ⅱ．①杨… Ⅲ．①产妇－健美－基本知识 Ⅳ．① R161

中国版本图书馆 CIP 数据核字（2017）第 027778 号

怀孕也要瘦 ： 辣妈养成日记

HUAIYUN YE YAO SHOU:LAMA YANGCHENG RIJI

主　编	杨　静
责任编辑	徐　洋
摄影摄像	深圳市金版文化发展股份有限公司
策划编辑	深圳市金版文化发展股份有限公司
封面设计	深圳市金版文化发展股份有限公司
出　版	黑龙江科学技术出版社
	地址：哈尔滨市南岗区建设街 41 号　邮编：150001
	电话：(0451)53642106　　传真：(0451)53642143
	网址：www.lkcbs.cn　　www.lkpub.cn
发　行	全国新华书店
印　刷	深圳雅佳图印刷有限公司
开　本	723 mm×1020 mm　1/16
印　张	12
字　数	160 千字
版　次	2017 年 3 月第 1 版
印　次	2017 年 3 月第 1 次印刷
书　号	ISBN 978-7-5388-9153-9
定　价	39.80 元

Contents

Chapter 2 怀孕也要瘦，辣妈养成计划大公开

Chapter 3　孕期养胎不养肉，安心养出健康宝宝

Chapter 4　月子养生重在调，俏妈妈边养边瘦

Chapter 5   产后甩肉大作战，超瘦美辣妈成功养成

Chapter 1

孕前排毒调体质，
准备迎接好"孕"

有计划地备孕不仅为了优生
更为了母婴健康
孕前排毒不肥胖，调理出温暖体质
让你顺顺利利升级当妈

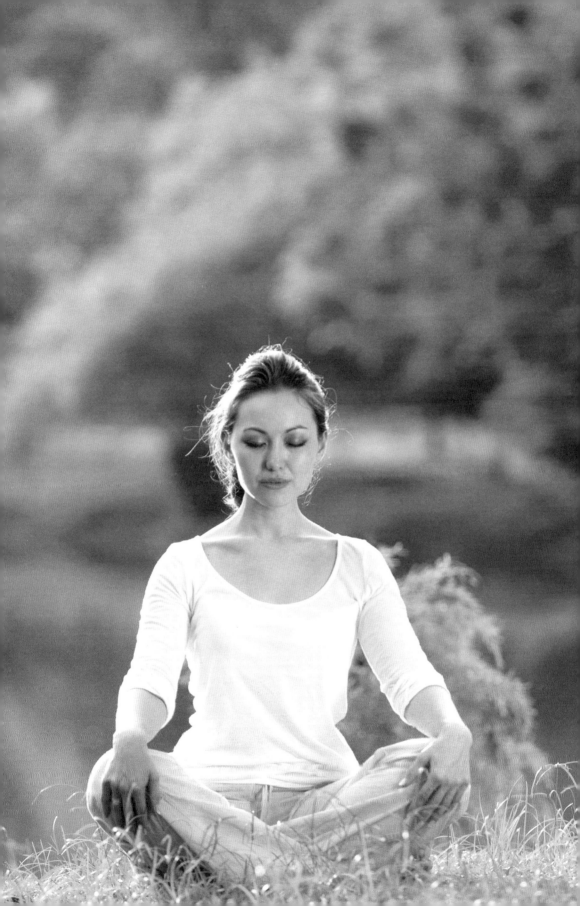

你的身体准备好受孕了吗?

对大多数女人来说，怀孕是一段美好又甜蜜的人生经历。但也有很多人苦于受孕，或为无法孕育出健康的宝宝而烦恼。其实，只要孕前做好准备，好"孕"一点都不难。

孕前 3 个月，有计划地开始养生

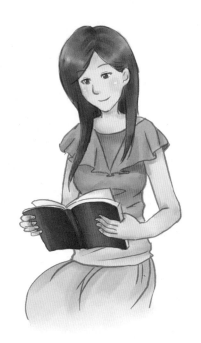

既然准备要宝宝了，那么至少在怀孕前 3 个月就要开始有意识地调养身体，做好孕前准备。因为你的身体状况和行为习惯都会影响宝宝的先天体质和健康状态。

怀孕是一个特殊的生理过程。妊娠期间，孕妈妈需要为胎宝宝供给养料，并为分娩的消耗和产后哺乳做好营养准备，孕妈妈自身也会遇到一些不同程度的功能和病理性的问题。因此，从怀孕前 3 个月，女性进行合理的营养准备和身体调养是必要的。另外，精子成熟大约需要 3 个月的时间，男性也必须提前进入准备阶段。

对于大多数夫妻而言，孕前应加强营养和锻炼，改掉不良的生活和饮食习惯，改善身体的营养状态和健康状态。对于备孕妈妈而言，除了要适当增加营养之外，孕前排毒和调养体质也是迎接好"孕"必不可少的项目，已成为诸多备孕妈妈孕前的必做功课。

先排毒，后怀孕

环境污染、食品安全、不良的生活和饮食习惯等都会使我们的身体累积毒素，让我们变得肥胖、易过敏、易生病等，这些都不利于宝宝的孕育和健康成长。

想要孕育出健康、聪明的宝宝，备孕妈妈必须遵循先排毒后怀孕的原则。只有先排毒才能给未来的宝宝营造一个健康营养的生长环境，毕竟宝宝要在妈妈体内待上近 10 个月，这个临时的"家"可不能太将就。

· 起床时间不固定，四肢乏力，腰膝酸软

· 肚子又大又软，像游泳圈一样

· 便秘，经常 3 天或 3 天以上才排便 1 次

· 失眠，即使睡着了也不踏实

· 经常大量脱发，而且发质干枯、分叉

· 一上火就长痘痘，尤其是额头

· 口气比较重，刷牙也无济于事

· 消化不好，看见喜欢吃的东西也没有食欲

· 肤色暗沉，没有光泽，摸起来有些粗糙

· 经常瘙痒

· 免疫力下降，流感一来就在劫难逃

· 月经量少，或经期短、颜色暗、不准时

测试结果：备孕妈妈如果以上情况超过了 3 项，说明身体需要排毒了。平时要多做运动，规范日常生活习惯，改掉不良饮食习惯。

Tips：排毒最好在孕前进行，如果是怀孕期间，则应慎重考虑。因为孕妈妈的一举一动都关系着小宝宝的健康和安全。

打造温暖体质，迎接宝宝

妈妈的身体就像是孕育所有生物的大地一样，需要提供生命所需要的养分，温暖的环境自然是首要条件，只有这样，胚胎才会容易着床和健康成长。因此，除了要排毒之外，备孕妈妈还有　件需要做的事情，那就是打造温暖体质。

温暖的体质会让备孕妈妈更容易怀孕，对优生优育也非常重要，而且还能让孕期更为舒适。常见的怀孕症状，如孕吐、皮肤粗糙、双脚水肿、产后暴肥、产后胸部下垂、产前产后忧郁，甚至哺乳过程中的乳腺炎、奶水分泌不足等苦不堪言的困扰，都可以少发生甚至不发生。

简而言之，想要成为一个散发好气色、拥有好身材的美丽辣妈，拥有温暖的好"孕"体质必不可少。

排毒调体质，吃对就行

想要排出体内毒素，并拥有温暖易孕的体质，饮食是很重要的一部分。根据自己的身体状况，挑选合适的食物来吃，每一位备孕妈妈都可以慢慢将身体调整至最佳状态。

三餐正常，有饭、有菜、有肉

为了更好地迎接宝宝的到来，孕妈妈一定要注意保证膳食均衡，摄入多种营养素，满足身体的正常消耗，并为孕期做好营养储备。

一个很简单的原则就是：三餐正常，而且每一餐都要有饭、有菜、有肉。

米饭可以为备孕妈提供足够的能量；蔬菜能提供丰富的维生素、膳食纤维和矿物质；肉类则含有优质蛋白质，可以协助备孕妈妈排毒和调理体质。做到这些，相信你的身体会在均衡饮食的调理下，一步步朝着温暖体质前进。

减少外食机会，杜绝食品安全隐患

俗话说："病从口入"，说明了食品安全和饮食卫生的重要性。外面餐馆里的食物虽然花样繁多、美味可口，但往往存在一定的食品安全隐患。经常外食很容易导致体内摄入过多的毒素，久而久之难免会引起身体的不适，同时不利于怀孕。

另外，饭店里的食物通常脂肪和糖的含量过高，而维生素和矿物质不足，很多快餐在烹调时还会使用过多的盐、食用油、味精等调料。如果经常在外就餐，人体所需的各种营养比例容易失衡，身体处于亚健康状态，罹患肥胖、高脂血症等疾病的概率也会加大。

从准备怀孕开始，夫妻双方就应该尽量减少外出就餐的次数，多在家里烹制营养丰富的饭菜。如果由于工作原因必须选择快餐的话，那么请尽量选择环境好、食品安全达标的餐厅就餐，点餐时别忘了给自己要1份蔬菜沙拉，油炸食品和高脂肪食品则要少吃，碳酸饮料不妨用鲜榨蔬果汁来代替。

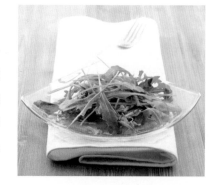

多吃可以帮助身体排毒的食物

通过饮食调理，摄取营养又有助于排毒的食物，是比较温和有效的排毒方法。日常生活中有一些食物能够帮助人体排出体内毒素，比如五谷杂粮、蔬菜和水果，它们都是排毒养生的好食材，备孕妈妈要有意识地多吃一些。

①动物血：

猪、鸡、鸭等动物的血中血红蛋白被胃液分解后，可与侵入人体的粉尘、毒素和重金属发生反应，并将它们排出体外。

③海藻类食材：

海带、紫菜等海藻类食材所含有的独特的胶质能促使体内的放射性物质随粪便排出体外。

②鲜榨蔬果汁：

鲜榨蔬果汁中所含有的生物活性物质能减少亚硝酸胺对身体的危害，并调节血液的酸碱度，有利于防病排毒。

④富含纤维素的食材：

芹菜、韭菜、豆芽、上海青、菠菜等富含纤维素的新鲜蔬菜能够促进肠胃蠕动，帮助排便，有利于体内毒素的排出。

除水果之外，不摄取生食

长期食用生冷、寒凉的食物容易减缓身体新陈代谢的速度，导致身体太寒或阴虚火旺，不利于体质的调整和排毒。因此我们建议，在日常饮食中要尽量不摄取生食，包括生的蔬菜沙拉和生鱼片等。从冰箱里拿出来的冰水、冷饮、蛋糕、布丁等，都需在室温下放置20分钟左右再食用。尤其是对于寒性体质的人来说，更要严格控制，以免造成宫寒而不孕。

新鲜的水果大多属于寒性食材，按理来说也应少吃。不过新鲜的水果中含有丰富的维生素、矿物质和膳食纤维等营养成分，有助于人体新陈代谢和排毒，对健康十分有益，只要不过量，备孕妈妈每天都可以选择性食用。

"上火""有毒"饮食最好远离

辛香刺激类食材

容易上火的食物首推辛香料，包括花椒、咖喱、芥末、胡椒、桂皮、八角，以及各种食品添加剂等。这些辛香料很容易导致肝火过旺，使毒素积蓄体内。另外，很多女性都爱喝的咖啡也是容易让人上火或火上浇油的饮品，若计划怀孕，最好戒除。

油炸类食物

研究表明，常吃油炸食物的人，其癌症的发病率远远高于不吃或极少进食油炸食物的人群。想要拥有易孕体质，炸薯条、炸鸡腿类的食品一定要割舍。

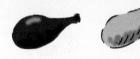

烧烤类食物

烧烤类食物，尤其是肉类食材，大多在高温下进行烘烤，其含有的维生素和氨基酸容易遭到破坏，营养价值低，而且容易产生一种名为苯并芘的致癌物质，对健康不利。经过烧烤，食物的性质偏向燥热，还容易导致上火，损伤胃肠道黏膜，影响体质的平衡等。

腌制类食物

腌制类食物在加工过程中通常需要放大量的盐，这会导致此类食物钠盐含量超标，不利心、肾健康，还会增加患高血压的风险。腌菜中含有的硝酸盐可被转化为亚硝酸盐，进食后可能会引起中毒，并有致癌的风险。由此可见腌制食品并非备孕妈妈的理想食品，宜少吃。

加工及方便类食品

加工及方便类食品，如方便面、罐头、火腿肠、蛋黄派等，多属于高脂肪、高盐、高糖、低维生素、低矿物质类食物，并不符合备孕妈妈的营养需求。而且有些加工类食品中还含有防腐剂、香精和色素等物质，这些物质会加速体内毒素累积，不利于受孕。

给特殊人群的饮食建议

过胖或过瘦、贫血等都会影响到怀孕和优生优育，因此备孕妈妈在孕前一定要积极进行调整，让身体处于最佳状态，给胎宝宝一个优质的生长空间。

肥胖女性这样吃控制好体重

糖类和脂肪是造成肥胖的元凶，所以肥胖女性每日米饭、面食的摄取量均不宜过多。动物性食物中可多选择脂肪含量相对低的食材或部位，如鸡胸肉、猪里脊肉、牛瘦肉、鱼、蛋、奶等，并适当补充一些豆类食物，这样既可以保证蛋白质的供给又不至于摄入过多脂肪。零食、油炸食物的热量高，要少吃或不吃。另外，肥胖女性可做好每日进食计划，少量多餐，减少饥饿感。

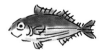

偏瘦女性不要盲目增肥

偏瘦的备孕妈妈应在孕前做好营养检查，看是否有营养不良性疾病，如贫血、缺钙、缺碘等，如有则需要治疗相关疾病，并在医生的指导下补充营养。虽然说偏瘦的女性可以适当调整饮食量，但也不能一次吃太多食物，以免造成消化不良。准备饮食时可适当多备一些高蛋白质、高热量的有营养的食物，如乳酪蛋糕、鸡蛋、牛奶等。

巧食补让准妈妈远离贫血

如果备孕妈妈检查出有贫血症状，应采取治疗措施，避免怀孕后贫血加重，影响胎儿的生长发育，甚至危及母婴健康。在饮食上，应多吃些瘦肉、禽肉、动物肝及动物血、蛋、豆制品等食物。这些食物中铁的含量高，而且营养容易被吸收。同时要多吃些水果和蔬菜，其中所含有的维生素 C 可以促进铁的吸收。

好"孕"小叮咛，做对就好

当然，除了饮食之外，养成良好的生活习惯也非常重要。作息正常，适当运动，并注意生活中一些小的细节保养，排毒养生将事半功倍。

利用"十二时辰养生法"帮身体排毒

子时（23:00 ~ 1:00）：胆排毒

子时气血流经胆经，此时应进入睡眠，让胆排泄胆汁，为胆解毒。

寅时（3:00 ~ 5:00）：肺排毒

寅时肺开始排毒，调配体内气血和津液，所以这时人也要沉睡。

辰时（7:00 ~ 9:00）：胃排毒

辰时胃经旺，此时胃最容易接纳食物，所以7点就要吃早饭了。

午时（11:00 ~ 13:00）：心脏排毒

午时心经当令，阳气旺，这时要做两件重要的事情：吃午饭、睡午觉。

申时（15:00 ~ 17:00）：膀胱排毒

申时膀胱经活跃，此时可以多喝水、多排尿，帮助身体排出毒素。

戌时（19:00 ~ 21:00）：心包排毒

此时心包经旺，适宜做一些娱乐活动，如唱歌、跳舞、散步、下棋、读书。

丑时（1:00 ~ 3:00）：肝排毒

丑时肝经最旺，在这个时间段应该熟睡，不要熬夜，以便肝养血、肝解毒。

卯时（5:00 ~ 7:00）：大肠排毒

卯时大肠经最旺，这段时间应尽量排便，让大肠完成排毒。

巳时（9:00 ~ 11:00）：脾排毒

巳时脾经旺，此时可以适当运动以促进脾的运化功能，避免肥胖。

未时（13:00 ~ 15:00）：小肠排毒

未时可以做简单的运动，促进小肠蠕动，吸收午餐营养和排出毒素。

酉时（17:00 ~ 19:00）：肾排毒

酉时肾经旺，此时喝一杯水也有助于排毒，酉时是一天中锻炼的最佳时机。

亥时（21:00 ~ 23:00）：免疫系统排毒

亥时三焦经旺，此时应放松身心，准备入睡，帮助免疫系统排毒。

作息正常，不良习惯要戒除

现代人最常见的状况就是睡太晚，不论是辛苦工作，或是和朋友一起玩乐，有时候甚至只是看电视、上网，就可以拖到半夜一两点。长期下来，对身体来说是一大负担。我们建议每天 23:00 以前就上床睡觉，这段时间正是五脏六腑休养生息的时段，想要怀孕的人更需要这样的作息。而且如果在备孕阶段就调整好作息，将来宝宝出生后，半夜哭闹的概率也会比较低。

除此之外，备孕妈妈还应注意常做体育锻炼，生活中不要过度劳累，切勿长期久坐不动，夫妻生活要有所节制，并注意保持情绪稳定，快乐生活。

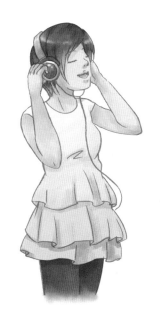

其他孕前注意事宜

🚫 如果你有子宫肌瘤

如果你有子宫肌瘤而且肌瘤较大，每个月都有出血，建议你先向妇产科医生咨询，看看自己是否适合怀孕，再做决定。

🚫 如果你是过敏体质

不论是鼻子过敏或是皮肤过敏，请先将过敏症状稳定，至少 3 个月没有发作后再准备怀孕，否则宝宝出生后也可能容易出现过敏的状况。

🚫 不要穿高跟鞋

从准备怀孕开始，就尽量不要穿高跟鞋。尤其是现代女性，很多都有骨盆歪斜或脊椎侧弯的问题，穿高跟鞋只会让这些情形加剧，并且影响怀孕。

Chapter 2

怀孕也要瘦，
辣妈养成计划大公开

其实，怀孕与生产既是身材的危机

更是改变的转机

重视体重管理，化危机为转机

让你安胎补体又能瘦

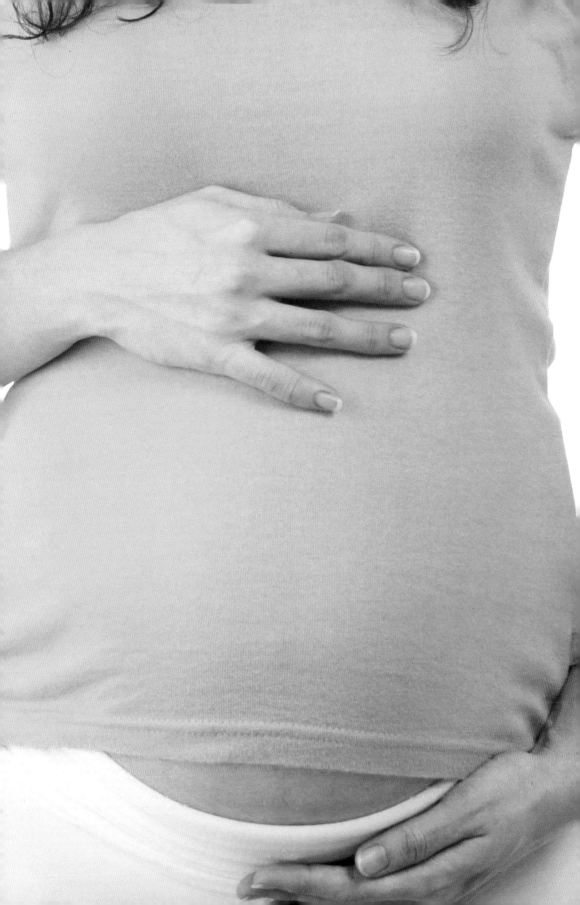

重视体重管理，孕期合理增重

想要窈窕怀孕，一定要重视体重管理，把握好怀孕各个时期的增重速度。因为怀孕期间所产生的多余脂肪，在生产以后极有可能继续积存下来，不利于产后身材的恢复。

怀孕就要"养胖"吗？错

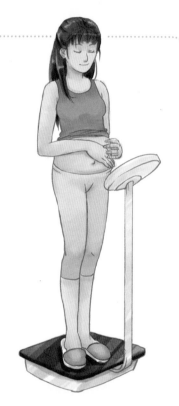

许多妈妈为了肚子里的孩子，总会在怀孕期间努力进补，拼命地吃，以求达到"一人吃两人补"的最高境界。老理儿也总是告诉孕妈妈们要多吃、多补，这样宝宝才健康。但放纵的结果，就是导致怀孕期间体重直线飙升，整个孕期下来，体重增加二三十千克者大有人在。

怀孕就一定要"养胖"吗？孕妈妈有多胖，宝宝就有多健康吗？答案是否定的。孕妈妈的肥胖程度与胎宝宝的健康有一定的关系，但并不是孕妈妈越胖，胎宝宝就越健康。相反，孕妈妈越胖，胎宝宝的健康隐患也越大。

体重增加过多的孕妈妈有可能会生出体型较大的宝宝，不利于分娩，甚至引起难产。而且宝宝长大以后罹患糖尿病、高血压、冠心病等慢性病的概率也会增大。对孕妈妈本身而言，如果在怀孕期间增加的体重过多，会增加难产的概率，还会导致妈妈产后过重、肥胖，增加产后瘦身的难度，甚至有罹患产后高血压、糖尿病等疾病的风险。

所以，千万别小看体重这件事，建议孕妈妈每次产检都测量一下体重。不过，由于产检多是每月一次，而孕妈妈的体重会随着孕周的增加而递增，所以必须每周测量，可以选择在家自测。通过每周测量的结果，可以知道自己体重的变化规律，并及时进行调整。例如，如果每周体重增加超过 2 千克，表明你和胎宝宝的健康将受到威胁，需要及时调整饮食和运动方式。

怀孕 40 周，增重总量别超过 12 千克

为了孕育出健康的胎儿，在怀孕期间，孕妈妈一般平均会增重 10 ~ 14 千克，这是非常自然的现象。随着胎宝宝的生长发育，孕妈妈的身体必须提供足够的营养给胎儿，所以饮食中会比平时增加更多的脂肪和蛋白质。相对的，孕妈妈的血容量也会增加，而且羊水及胎儿的重量、膨胀的乳房、胎盘、子宫等因素，也会让体重大增。

怀孕时一定要"胖"对

· 孕期子宫的肌肉层迅速增长，会让孕妈妈增重约 0.9 千克

· 孕妈妈的胎盘有约 0.6 千克的重量

· 孕妈妈的乳房在整个孕期会增加约 0.4 千克

· 孕妈妈的血容量会增加约 1.2 千克

· 孕妈妈的体液会增加约 2.6 千克

· 孕妈妈会储备一些脂肪以供哺乳，会增加约 2.5 千克

· 出生时宝宝的体重约 3.3 千克

整个孕期下来，孕妈妈会增加的重量大约为 11.5 千克。增加过快或过慢、过多或过少都会影响母婴的健康。不过体重增加这事儿也是因人而异，不能一概而论。

通过 BMI 估算理想体重增加范围

目前，国际上常用 BMI（体重指数）来判断胖瘦标准。我国成人标准的体重范围即 BMI 值在 18.5 ~ 22.9。

$$BMI = \frac{现有体重（千克）}{[身高（米）]^2}$$

BMI 与体重的关系

怀孕前 BMI 指数	< 18.5	18.5 22.9	≥ 23
胖瘦类型	偏瘦	标准	偏胖
孕期体重增加目标	12 ~ 15 千克	10 ~ 14 千克	7 ~ 10 千克

不同孕期，理想体重增加量不一

在孕期不同阶段，理想体重增加速度也不一样。若将怀孕过程分为早、中、晚 3 个阶段，那么，最适宜的体重增加可分配为：

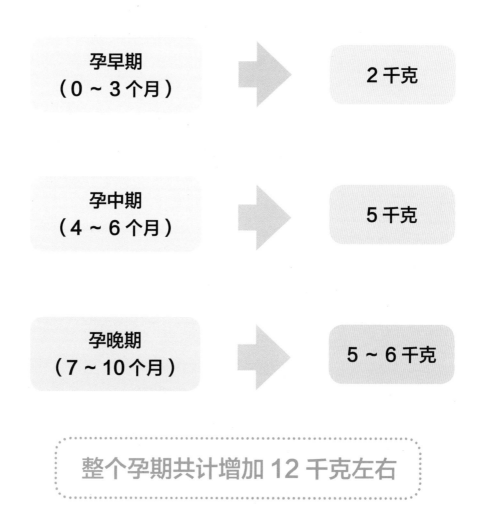

孕早期
（0 ~ 3 个月） ➡ 2 千克

孕中期
（4 ~ 6 个月） ➡ 5 千克

孕晚期
（7 ~ 10 个月） ➡ 5 ~ 6 千克

整个孕期共计增加 12 千克左右

有些孕妈妈在怀孕早、中期体重增加较少，也有一些孕妈妈会在怀孕中期体重就已经增加 12 千克，甚至更多，但因为害怕产后身材恢复不易，反而在孕晚期开始进行节食减重，这种做法是绝对要避免的，因为这样会严重妨碍到胎宝宝的营养供给。

事实上，因为"害喜"所带来的不规则饮食、不正常的生活习惯及运动量会逐渐减少，体重依然会随着固定模式增加。因此，怀孕的体重管理并没有想象中那么困难。

体重不长也愁，学会健康增重

　　虽然很多孕妈妈都在为孕期体重增加太多而犯愁，但也有一些孕妈妈因为体质原因或缺乏健康的饮食，营养摄取不足，导致孕期增重太少。

　　孕期体重增加太少或不增加对胎宝宝也有影响。如果在孕 28 周之后孕妈妈的体重就不再增加，胎儿的生长发育就会减缓甚至停滞。体重增加缓慢的孕妈妈容易早产，宝宝出生后也可能会体重过轻，营养不良，免疫力低下，罹患疾病的概率也会加大。

　　当孕妈妈发现体重增长明显落后于计划时，应采取措施增加体重。方法很简单，就是要适当多吃一些。如果实在食欲不佳或吃不了太多，可以增加餐次，即在三餐之间再

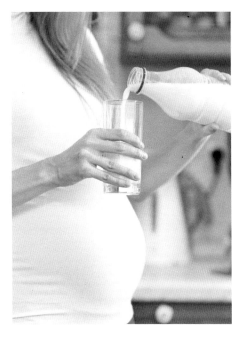

适当添加一些高营养、高能量的食物，如鸡蛋、牛奶、坚果等。主食能量高，为了增重可以多吃一些，如馒头、面包、米饭等。肉每天都要吃一些，鸡蛋一天可以吃 1 ~ 2 个，不要食用太多水果和蔬菜。

双胞胎妈妈的体重管理指南

　　大约有一半的双胞胎在孕 37 周前就出生了，这就意味着在相同的时间内，怀双胞胎的孕妈妈比怀单胎的孕妈妈的体重增加得多，但也没有一般人想象的那么多。一般来说，怀了双胞胎的孕妈妈整个孕期需要增重 15.8 ~ 20.4 千克，仅仅比怀一个宝宝多大概 4.5 千克。如果增重太多，就会增加孕期并发症的风险，如妊娠糖尿病、妊娠高血压综合征等，不利母婴健康。

　　双胞胎妈妈比单胎妈妈身体负担重，所以每天要多摄入一些热量。双胞胎妈妈可以多吃一些富含蛋白质、糖类、钙的食物，维生素和铁也要适当多补充。至于锻炼的问题，由于怀孕的特殊性，不能一概而论，最好还是咨询医生。如果你自己感觉良好，孕期进展顺利，在医生的指导下适当进行一些温和运动也是可以的，如散步、做操等。

吃得聪明，拒绝肥胖

吃对食物可以说是非常重要的。既要让胎宝宝健康成长，也要让怀孕的自己享"瘦"、变美，更要避免产后暴肥、难瘦的悲剧。所以，孕期一定要控制好饮食。

饮食控制，是瘦孕计划的重中之重

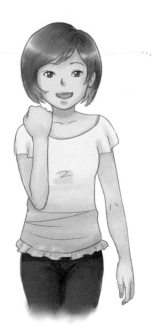

不要因为怀孕就让自己大开"吃"戒。怀孕期间若养成经常吃、吃得多的习惯，会有胃变大、食量增加的情况发生，这样只会让你吃得更多，人更胖，辣妈计划遥遥无期。我们建议，不管是三餐还是点心，最好养成在固定的时间吃固定量的食物的好习惯，即坚持规律、定量的饮食法。

当然，在怀孕的不同阶段，饮食控制计划也略有不同。一般在孕早期由于孕吐反应，孕妈妈不用过分控制体重，只要能吃下去就可以，但也不要吃得过多，尤其是油炸食品等高热量的食物。孕中期，由于胎宝宝的发育，妈妈的饮食一定要讲究营养均衡，不要乱吃、多吃，不偏食、挑食。约 60% 的多余体重都是在孕晚期增长的，所以，孕妈妈在孕晚期饮食上要注意讲究"少而精"，尤其不要在晚上吃得太多。

有一个好方法可以帮助到你，那就是做好饮食日记。无论在孕期的哪一个阶段，孕妈妈可以通过记录自己每天早、中、晚餐以及加餐的饮食内容，帮助自己了解一天中所吃进去的食物，同时配合测量体重。如果体重不断上升，孕妈妈就应该反省自己每顿饭或者每天是否吃得过多了，是否吃了不该吃的东西或高热量的东西，以此来达到控制体重、保健的双重目的。

Tips: 饮食日记需要长期坚持，这样才有助于帮助孕妈妈合理调整自己的饮食。你只需要每天动动笔，比起产后瘦身的苦恼要容易得多，孕妈妈们何乐而不为呢？

均衡饮食，补该补的

虽然说"瘦"是我们追求的目标，不过"孕"才是我们追求一切的先决条件。每一位孕妈妈都必须在保证胎宝宝健康与营养的基础上来控制体重。所以，该补的还是要补，只要"补"对，瘦孕自然水到渠成。

一般而言，孕早期过后，孕妇一天需要的热量约为 10465 千焦（2500 千卡）。孕妈妈要在此基础上，注意三餐的饮食营养是否均衡，蛋白质、糖类、脂肪、维生素、矿物质、纤维素等基础营养素的摄入比例是否合理。根据孕期的不同阶段，营养补充的侧重点又略有不同。总体而言，应注意饮食的多样性，均衡摄入多种营养素。

孕早期	适当补充蛋白质、叶酸、钙等
孕中期	适当增加热量、蛋白质、钙和铁的摄入，及时补充纤维素等
孕晚期	坚持高蛋白、低热量饮食，多摄取维生素和铁等

一些孕妈妈出于体质、喜好、信仰或工作的关系，饮食营养的补充可能会出现问题，应注意适当调整饮食结构。如果是素食孕妈妈，一定要保证充足的蛋白质供给，可多吃一些蛋白质含量高的素食，如黄豆、坚果、脱脂乳酪等。对于怀孕后仍然在上班的孕妈妈，则更需要营养的均衡补充。早餐是一定要吃的，午餐如果是自己带，可以选择营养丰富的食物，通常是一道主菜、两道副菜，而且当天早上现做；若是外食，一定要注意避免味重、油炸食品；加餐时间建议吃水果，补充维生素。

⊘ 不偏食

对于偏食的孕妈妈，最好能改掉偏食的毛病，并在医生的指导下选择性补充营养制剂。因为偏食很容易导致营养素摄入不均衡，不利胎宝宝健康。

⊘ 不过量

吃得过多、过饱是导致孕期体重过重的主要原因。孕期饮食一定要注意少量多餐，每餐七八分饱，千万不要暴饮暴食，否则很容易导致体重失去控制。

⊘ 不吃或少吃零食

逛超市时，孕妈妈会不自觉地顺手把饼干、巧克力、薯片、糖果、果脯等零食放进购物篮中。殊不知，这些高热量、高脂肪、低营养的零食很容易导致孕期肥胖。另外，坚果中含有较多的热量和脂肪，如果是偏胖的孕妈妈，建议不要吃坚果。

吃得对，还能减少妊娠疾病的发生

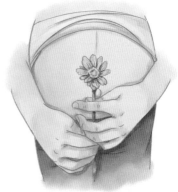

一些妈妈会出现这种状况：明明在怀孕前身体健康，怀孕后却发现血糖升高、血脂异常。类似的情况还有很多，如高血压、高血脂、便秘、消化不良、水肿、肥胖……甚至是难产。这些妊娠疾病或不适症状的出现或多或少都与孕期增重过多有关，与饮食习惯有着不可分割的关系，例如孕妈妈食量加大、不注意节制饮食等。而且，这些妊娠疾病的发病率正在逐年上升。

控制饮食、吃对食物，就可以让孕妈妈的体重保持在合理增重的范围之内，妊娠疾病的发生概率也会随之降低。例如，想要预防妊娠高血脂的发生，一定要坚持定时定量、少吃多餐的原则，多摄取维生素和膳食纤维，并注意清淡饮食，控制动物脂肪和油脂的摄入。

适度运动，保持身材更容易

单纯依靠饮食控制体重，往往不太好把控，因为孕妈妈有时候会管不住自己的嘴，稍不注意体重就超标了。如果能同时坚持运动，养成习惯之后，体重自然也在可控范围之内了。

适度运动对妈妈和宝宝都有好处

运动是控制体重增长的良好途径。运动可以改善母体体内的血液循环，训练全身的肌肉力量，不仅可以控制孕期体重的增长速度，产后恢复身材也更容易，而且还能减轻孕期腰酸背痛等不适感，帮助分娩。适度运动还能增进食欲、改善睡眠、缓解孕期紧张情绪，令孕妈妈保持精力充沛、心情愉快，免疫力得到增强。运动还能使体内新陈代谢旺盛，胎盘获得更多的营养物质，有利于保护胎宝宝，并刺激宝宝大脑、感觉器官和呼吸系统的发育，使宝宝出生时身体各组织的生理功能更佳。

运动对了，才能维持孕期好身材

孕妈妈在选择运动项目时不能只从自己的兴趣爱好出发，而应该考虑到活动的强度，毕竟你现在是"孕"妈妈。在整个怀孕期间都应避免腹部挤压、剧烈震动腹部的运动，如快跑、仰卧起坐、跳远等。那些易发生危险的运动，如滑雪、潜水、骑马等也不要参加。尤其在孕早期和孕晚期，应严禁做跳跃、旋转等激烈、运动量大的运动，以免引起流产和早产。孕妈妈可以选择温和的有氧运动，如慢跑、散步、跳舞、游泳、孕妇瑜伽、孕妇操、太极拳等。

准妈妈运动安全须知

孕期运动一定要注意强度和时间。一般人运动需维持30分钟以上才会燃烧脂肪，但孕妈妈需在运动15分钟后就稍作休息，避免过度劳累和心跳加快。而且，并非所有的孕妈妈都适合运动，例如有心脏病、肾脏疾病，或是有流产史的孕妈妈。如果阴道出现不规则出血，提前出现宫缩等现象，也不能做运动，必须静养。

了解激素变化，悉心应对

许多新妈妈在孕前都拥有曼妙的身材，但在产后却变成了臃肿丰满的胖妈。你知道吗，产后发胖原因有很多，除了饮食不合理外，激素刺激也能促使妈妈们肥胖。

了解激素变化，掌控你的身材与健康

从怀孕那一刻起，孕妈妈的身体就开始进行调整和变化，其中最重要的就是由各分泌腺分泌以后存在于血液中的激素的变化，包括促黄体生成素释放激素、促卵泡成熟素、促黄体生成素、雌激素、孕激素等。这些激素在妊娠期及产后初期明显异于孕前的正常生理水平，它们会使水、盐、蛋白质、糖、脂肪的代谢紊乱，进而导致妊娠期及产后肥胖。产后，如何使这些激素迅速恢复到正常水平是恢复体型的关键。

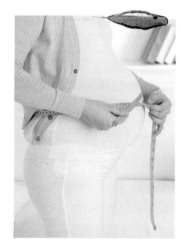

产后妈妈的健康状态也与激素变化有关。在妊娠期间，激素水平可达正常水平的三倍以上。到了产后，激素水平迅速下降，而机体组织对激素的需求量很大，这种激素水平的变化会导致功能紊乱进而产生各种产后不适，比如肌肉关节疼痛、腰背疼痛、产后忧郁症等。

所以，孕妈妈必须要让自己的身体维持在一定的稳定状态，使体内激素的分泌达到平衡。管理激素水平的重要方法依然是饮食，平时培养出健康的饮食习惯很重要。另外，孕妈妈还应养成良好的生活和作息习惯，平时适度活动，保持愉悦稳定的心态，以迎接宝宝的到来。

安全怀孕与生产也离不开激素的变化

孕激素不足，受孕会存在一定的阻碍；黄体激素可以促进子宫的成熟；促卵泡激素对胎儿的发育和乳房的发达起着重要的作用；催产素会在分娩时刺激子宫收缩，帮助分娩……孕妈妈们平时一定要仔细留意自己身体的变化，以便察觉激素变化的"蛛丝马迹"，并随时调整，以期孕育出健康聪明的宝宝，养护出美丽动人的辣妈。

适度改改传统的坐月子模式

怀孕生子是人生大事，坐月子亦是女性一生中增进健康的良机。月子坐得好不好决定了新妈妈产后的身心状态，以及能否迅速恢复曼妙的身材，拥有健康美丽的人生。

专人照顾，新妈妈别太忙活

以往的坐月子，多是由家人打理，主事者不外乎是产妇的婆婆或妈妈，很难全方位考虑产妇的需求并予以满足。比如，月子餐是否符合均衡饮食的标准？对于母乳喂养是否有正确概念？对于育儿是否具有正确认知？能否观察、了解产妇的心情变化？……

现代人对于坐月子的重视程度日益提高，如果经济允许的话，可以到专业月子会所或产后护理之家坐月子。毕竟是由专业的医护人员护理产妇与宝宝，可以全方位考虑到产妇的需求，让产妇在坐月子这段时间能充分养精蓄锐，也能避开价值观不同的长辈所给的压力，做好日后育儿的准备。如果选择居家坐月子，由家人照顾，可考虑订外送月子餐，减少家人的负担。

节制饮食，可千万别吃成大胖子

基于好好调养身体的出发点，传统月子期的饮食总是让人感觉"有负担"——肉多、油脂多且菜色变化少，而且还是"躺着补"。若照这样吃，不难想象日后减肥将有多么困难。

产后为了身体复原，也为了有足够的乳汁哺育宝宝，要注重饮食营养，更强调"均衡性"。应均衡摄取食物和营养素，即主食、肉蛋、鱼、蔬菜、水果都要有。可以考虑以少量多餐方式进食，并在餐与餐之间加入点心，以取得热量和饱足感的平衡。点心可以是水果或乳制品，尽量避免饼干、泡芙等高糖、高脂肪饮食。

适度活动，新妈妈千万别躺着不动

传统坐月子认为产妇要好好休息，最好是躺在床上。其实经过几天彻底休息，新妈妈不妨逐步从事一些适合的活动，这样还可以让身体恢复得更快。

约有 2/3 的人在孕期有下背痛的困扰，产后又因为抱宝宝而容易腰酸背痛，若能特别注意核心肌力训练，有助养成正确姿势，预防肩颈腰背酸痛等不适。产后常见压力性尿失禁的问题，可通过强化骨盆底肌肉的运动，改善产后妇女的漏尿情形，并帮助产后阴道恢复紧实状态。运动具有放松身体与心情的效果，所以新妈妈适当休息之余，还得多"动动"。

妈妈的心情绝对不能忽视

坐月子时，老一辈的人常常会要求新妈妈不能掉眼泪，究其原因，其实是希望妈妈产后保持好心情，才能对照顾宝宝和调养身体有正面影响。但因为激素的变化，妈妈分娩后，可能发现自己的情绪仍很敏感，如果一味强求不准流泪，恐怕也会给身心造成更大的压力。

建议新妈妈产后照顾宝宝的同时，也要以身体为重，因为唯有放松心情与停止追求完美，才能让妈妈的情绪与身体状况逐渐稳定，并让宝宝获得妥善照顾。此外，也鼓励妈妈不要吝于向家人或月子会所寻求协助，允许自己的育儿学习在稳定中慢慢进步，才不会让过多的压力堆积导致产后忧郁症的发生。

新爸爸的参与也很重要

过去坐月子是女人家的事，先生继续在外打拼赚钱。现代则强调坐月子采取"以家庭为中心的护理模式"，尤其是家有新成员的加入，更需要全家人一起享受这份迎接新生命的喜悦与育儿乐趣，尤其是新爸爸的参与不可或缺。

现在法定的陪产假一般是 7 天，晚婚晚育可延长至 10 天，有的地方甚至更多。新爸爸应善用陪产假，投入太太生产与坐月子的陪伴与护理，从而凝聚家人的感情，建立亲密的育儿关系和夫妻关系。很多新妈妈有产后忧郁的倾向，若能得到先生的悉心关怀，对调整心情、改善病症有很大帮助。

减肥别过头，当心宝宝健康受损

孕期适当控制体重可以防止身材变形，也为顺利生产和产后瘦身打下良好的基础。但这一切都必须以宝宝的健康为前提，若因为减肥不当导致宝宝有异，或将成终身遗憾。

孕期别胡乱减肥

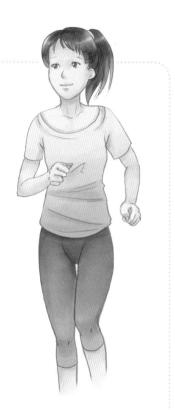

一些孕妈妈在怀孕早、中期饮食结构不合理，无节制饮食，导致体重飙升，到了孕晚期方察觉体重过重，必须得"控制"了。因而通过节食或运动来减肥。适当地节制饮食和运动，对维持孕期合理增重有帮助，但如果减肥过头，那就有百害而无一利了。

节食或不吃主食、不吃肉，或用水果代替正餐等方式都属于不健康的饮食方式。怀孕期间执行这样的饮食方式很容易导致孕妈妈营养摄取不足，没有充足的养分供给，可能会造成母体营养不良，导致贫血的发生，影响胎宝宝的正常发育。减肥过度还容易导致宝宝出生后体重不足，营养不良，体弱多病。

孕期可以适当做一些温和的有氧运动，如慢跑、散步、游泳等，但如果因为着急减肥而采取高强度运动，容易引起流产或早产，对自身身体和胎宝宝都会造成很大伤害。如果孕妈妈希望通过运动来控制体重，应先向医生咨询，医生会根据具体情况有针对性地为你选择合适的运动项目，既安全又能达到养胎不养肉的目的。

减肥的重头戏还得放在产后

如果要减肥，请将重头戏放在生完宝宝之后。产后，尤其是坐完月子后的 2 ~ 3 个月，新妈妈的身体已经调整至较佳状态，各种产后不适已经消失，正是减肥的绝佳时期。而且此时妈妈的身体脂肪松散、肌肤松垮，更容易达到减重效果。

Chapter 3

孕期养胎不养肉，
安心养出健康宝宝

准妈妈既要补营养顾宝宝，又怕吃过量产后难瘦

鱼与熊掌如何才能兼得

掌握"瘦孕"关键，学会"吃"，合理"动"

做辣妈其实可以很简单

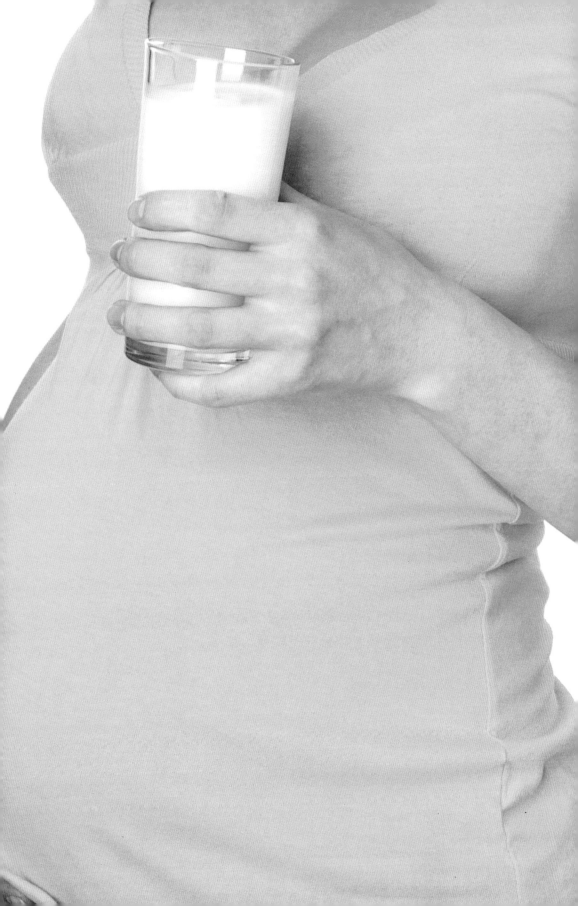

孕1月（1～4周）瘦孕指南

怀孕初期，刚荣升为妈妈的女性们还不太懂得怎样进行调养。从怀孕一开始，孕妈妈们就应该制定自己的饮食计划，既不能让营养过剩，又不能营养不良，饮食应做到杂而精，不可过早大补。

瘦孕这样吃

现代女性注重身材保养，要想为宝宝和自身提供充足营养的同时，又不至于长得太胖，怀孕初期就应控制好体重，保持规律健康的饮食习惯。

饮食多样化

怀孕第一个月的妈妈在饮食上应该保持多样化，并合理安排膳食，适当补充孕期妈妈所必需的营养素。饮食上要注意粗细搭配，少吃精米精面。在食物的制作过程中调料、香料等的加入也要科学合理，不能破坏食物原有的营养物质。如果孕妈妈在怀孕时胃口不好，挑食、偏食，宝宝出生后也可能会出现没有胃口、消化不良和偏食等现象。

吃自己喜欢吃的

孕1月，孕妈妈没有太多需要忌口的东西，在不影响营养的情况下，可以选择自己喜欢吃的，且有利于宝宝发育的食物。一些所谓的"营养"食品，如果自己不爱吃，不必强制自己吃下去，以免影响食欲。但这并不意味着可以随意吃，就算是自己喜欢的食物也要把握一个量，做到少吃多餐，以免机体营养素摄入不均衡。

忌一怀孕就大补

很多孕妈妈都会碰到这样的情况：刚得知怀孕，家里的长辈都特别高兴，买来许多营养品、补品等来为妈妈补身体。其实，怀胎十月，胎儿在母体内的发育是一个从小到大的过程，对营养的需求也是逐渐增多的。在孕1月，胎宝宝还很小，不需要孕妈妈大补特补，只要保持饮食营养均衡、全面，不挑食、偏食即可。如果这一阶段就开始大补，不仅无益于胎儿，还会导致孕妈妈在初期就过度肥胖。

俗话说，吃得多不如吃得好。怀孕后，为了满足宝宝的营养需求，除了平衡膳食外，还可适当地"补"，即补充一些这个阶段孕妈妈容易缺乏，且胎宝宝发育必需的关键营养素，以维持自身和胎宝宝的营养需求。

叶酸

孕早期是补充叶酸的关键时期。孕妈妈如果缺乏叶酸，可导致胎儿神经管发育缺陷，从而增加裂脑儿、无脑儿的发生率。一般医生会建议准妈妈从孕前3个月开始摄取叶酸，一直服用到怀孕后3个月。除了摄取叶酸补充剂外，日常饮食中可适当吃些绿叶蔬菜（如西蓝花、菠菜）、富含叶酸的水果（如橘子、香蕉）及奶制品等。

蛋白质

蛋白质是胎儿生长发育的基本营养素。孕1月，胎儿需要的蛋白质虽不如往后多，但也是不可或缺的。如果在怀孕早期缺乏蛋白质，那么胎儿不仅发育缓慢，而且脑细胞数也会减少，对孩子今后的智力发育会有影响。饮食中可适当多摄取富含优质蛋白质的食物，如鱼类、乳类、蛋类、瘦肉类和豆制品。

卵磷脂

如果孕妈妈体内卵磷脂不足，母体内的羊水中卵磷脂含量就相应不足，这会阻碍胎儿细胞的发育，而且会出现胎儿发育不全、先天畸形等障碍，同时还会导致流产和早产。孕1月适当补充卵磷脂有利于胎儿以后的记忆和脑神经发育。卵磷脂可从大豆、动物肝脏、谷类等食物中获取。

维生素 E 有利于胎儿的大脑发育和预防习惯性流产。孕妈妈应该从孕早期开始，每日适当补充维 E，这样可以预防在孕中期容易出现的胎儿发育不良、胎动不安等症；维生素 E 也可使孕妈妈预防出现毛发脱落、皮肤早衰多皱的现象。牛肉、杏仁、土豆、椰子油、葵花子油等食物中富含维生素 E，孕妈妈可适量摄取。

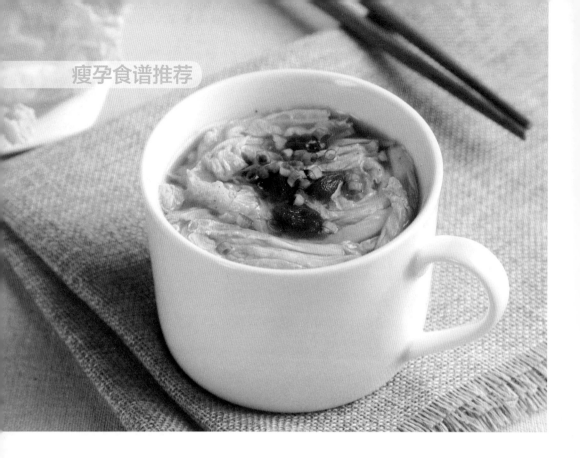

鸡汤娃娃菜

原料

娃娃菜	60 克
鸡汤	150 毫升
枸杞	适量
葱花	适量

调料

盐	2 克
鸡粉	2 克
黑胡椒粉	适量

做法

1. 处理好的娃娃菜切去根部，对半切开，再切成丝。

2. 取备好的大号马克杯，放入娃娃菜、枸杞，倒入鸡汤，加入盐、鸡粉，搅拌匀。

3. 撒上黑胡椒粉，搅拌匀，再封上保鲜膜。

4. 电蒸锅注水烧开，放入杯子，盖上锅盖，调转旋钮定时蒸 10 分钟。

5. 待时间到揭开盖，将杯子取出，揭开保鲜膜，撒上葱花即可。

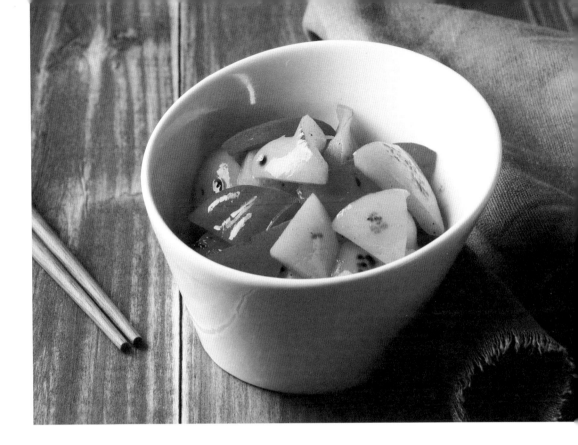

椰子油拌彩椒

原料

红彩椒	120 克
黄彩椒	120 克
柠檬汁	少许

调料

椰子油	适量
盐	适量
白胡椒粉	适量

做法

1. 洗净的黄彩椒对半切开,去籽,切条,切小块。
2. 洗净的红彩椒对半切开,去籽,切条,切小块。
3. 煎锅烧热,放入红、黄彩椒煎至微焦,将煎好的彩椒盛出,装入盘中,待用。
4. 备好一个大碗,倒入椰子油、柠檬汁,加入适量白胡椒粉、盐,搅拌均匀。
5. 倒入煎好的彩椒,搅拌片刻,将拌好的彩椒沙拉倒入碗中即可。

香蕉三明治

原料

香蕉	120 克
面包	4 片
椰粉	20 克
花生黄油	15 克

做法

1. 香蕉切去尾部，去皮，改切成片。

2. 取出两片面包，均匀地涂抹上花生黄油，摆放上香蕉片。

3. 往香蕉片上撒上椰粉，盖上另外一片抹上花生黄油的面包，制成三明治。

4. 将做好的三明治对半切开，摆放在备好的盘中即可。

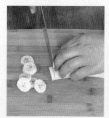 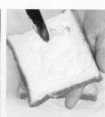 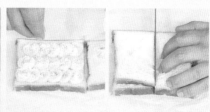

Tips:
本品含有丰富的叶酸、蛋白质、卵磷脂、糖类，能为孕妈妈补充必需营养素，适宜孕妈妈早餐食用。

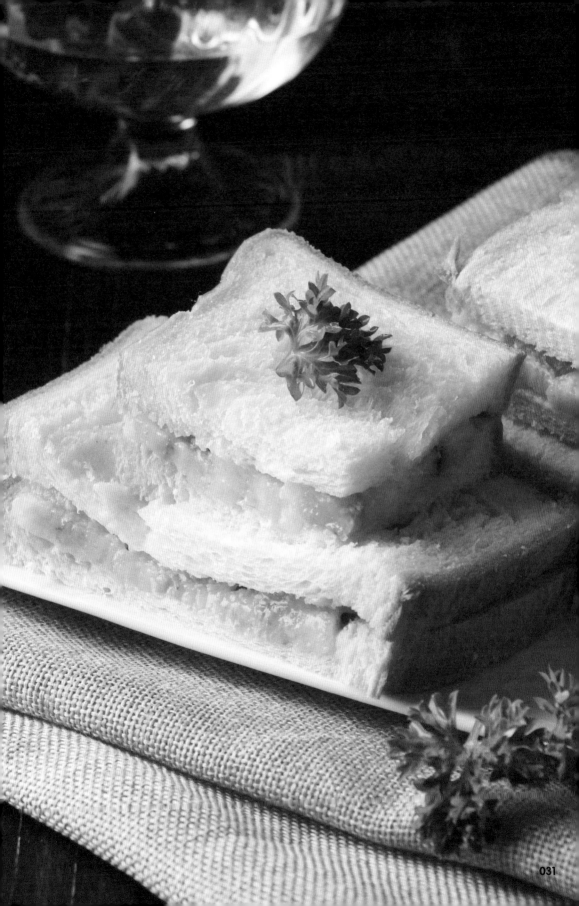

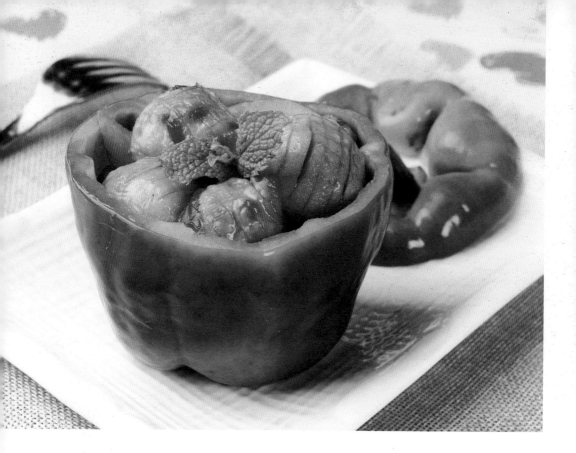

青椒鲜丸

原料

虾丸	60 克
鱼丸	50 克
圆椒	70 克
葱段、姜片	各少许

调料

盐	1 克
鸡粉	1 克
生抽	5 毫升
料酒	5 毫升
水淀粉	5 毫升
芝麻油	5 毫升
食用油	适量

做法

1. 洗净的圆椒切去顶部，取出籽，制成盅，待用。

2. 洗好的鱼丸、虾丸均对半切开，在每半丸子上切上密集的十字花刀。

3. 沸水锅中放入圆椒盅，汆至断生，捞出，锅中继续倒入虾丸、鱼丸，汆至断生后捞出。

4. 用油起锅，放入葱段、姜片，爆香，倒入虾丸、鱼丸，翻炒数下。

5. 加入料酒、生抽，炒匀，注入少许清水至没过锅底。

6. 加入盐、鸡粉、水淀粉，翻炒收汁，放入芝麻油，炒匀调味，关火后将炒好的菜肴盛入圆椒盅即可。

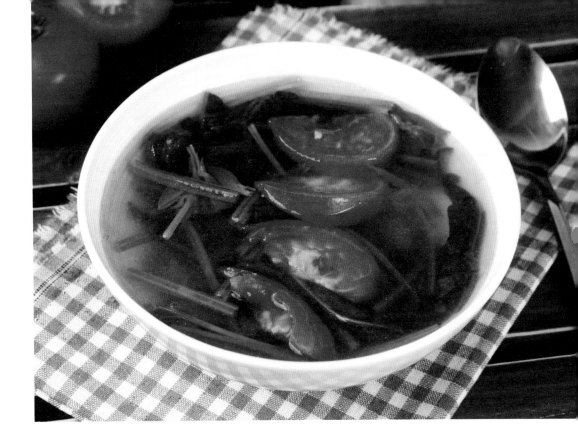

西红柿菠菜汤

原料

菠菜	200 克
西红柿	100 克
姜片	少许

调料

盐	适量
鸡粉	适量
食用油	适量

做法

1. 将洗净的西红柿切块，菠菜切成段。

2. 锅中加入适量清水，烧开后加入食用油、盐、鸡粉。

3. 放入姜片、西红柿，煮至沸。

4. 倒入菠菜，煮约 2 分钟至熟透。

5. 关火后将煮好的汤品盛入碗中即可。

快乐"孕"动指导

怀孕的第 1 个月，胚胎还在形成中，不适合做剧烈运动。孕妈妈可以做一些较为和缓的运动，如散步、简易瑜伽体式等，来帮助缓解疲劳和身体的不适，使宝宝在发育的初期能够健康地成长，并保证胎儿的稳定性。

简易瑜伽动作

此动作可以强健孕妈妈骨盆区域和下背部的肌肉，有助于改善泌尿系统和子宫的功能障碍，缓解孕早期出现的尿频情况。

动作要领：

取坐姿，双脚脚心相对，双膝向外展开。双手握住脚踝，将双脚尽量拉向腹股沟，伸展大腿内侧及腹股沟。停留 10 分钟后收回双腿。

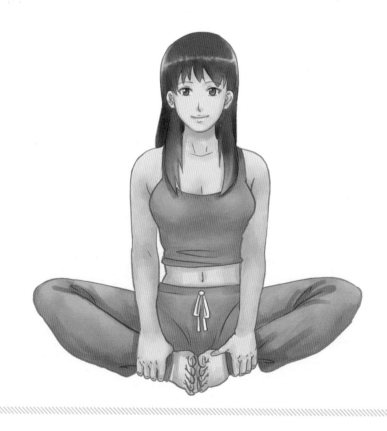

仰卧束角式瑜伽

大部分孕妈妈在孕 1 月没有任何感觉，但还是有一些敏感的孕妈妈会出现疲劳、嗜睡、体温升高或乳房胀痛等现象。常做此动作可以有效缓解这些不适症状。

Step1：

双脚脚心相对，双膝自然向两侧打开，用毛毯将双脚缠绕。

Step2：

备好抱枕和瑜伽砖，缓慢向后仰卧在抱枕上，双手自然向两侧打开放松，停留 5 ~ 10 分钟。

Tips：

此动作需要瑜伽砖和抱枕的辅助，可以让骨盆区和膈膜得到很好的伸展。另外需注意，所有的孕妇瑜伽动作均需在专业人员的指导和帮助下完成。

孕2月（5～8周）瘦孕指南

怀孕第2个月的时候，体重增长依然不太明显，不过怀孕的感觉会越来越明显，有些孕妇会开始出现"早孕反应"，并感到很疲劳。在这一阶段既要避免因呕吐、恶心等妊娠反应造成的食欲不振、营养不良，又要合理饮食，维持好身材。

瘦孕这样吃

由于孕早期易流产，所以这个阶段的孕妇应该特别注意作息时间和饮食。家人可每天为孕妇准备好新鲜水果和点心，在孕妇想吃东西的时候可随时取用，饭菜也要合孕妇的口味。不过这一阶段还是不适合大补。

少量多餐

很多孕妈妈此时会有不同程度的恶心、呕吐、厌食等症状。但怀孕之后，孕妈妈需要的能量比平时还要多些，所以饮食上宜采取少量多餐的原则，即在保持总摄食量不变的情况下，三餐适当少吃点，在两餐之间可以吃些喜欢的小点心、水果等食品。这样可使孕妈妈在没有食欲的情况下补充足够的能量。平时应多喝水、多吃蔬菜，吃一些清淡可口、量少质精的食品，想吐就吐，能吃就吃，尽量保障每日热量的基本供应。

少吃油炸类食物

虽然油炸食品滋味诱人，但怀孕2个月时，由于妊娠反应，孕妇吃油炸食物后会难以消化吸收，还会导致食欲不佳。而且油炸食品中含有的丙烯酰胺是一种有致癌作用的化学物质，对胎儿的伤害很大，可以直接突破尚未发育完全的血脑障壁，进入胎儿脑部，从而对宝宝的智力构成伤害。

拒绝咖啡、酒精

怀孕后经常喝咖啡，其含有的咖啡因可导致DHA损害及染色体畸变，加大流产和产生畸形婴儿的概率。酒精会使人精神振奋，不易入睡，从而影响孕妈妈的睡眠和精神状况。因此，咖啡、酒精类饮品都要戒除。

养胎这样补

怀孕的第 2 个月是胎儿器官形成的关键时期，许多导致畸形的因素都非常活跃，多数人的先天畸形都发生在这一时期，心脏、血管系统也很敏感，容易受到损伤。此间，孕妈妈需要重点补充蛋白质、锌、碘、糖类、B 族维生素等营养素。

锌

孕 2 月由于早孕反应，孕妈妈容易出现食欲不振的现象，锌有改善味觉的作用，补锌能增进孕妈妈的食欲，进而增加营养摄入。这个月还是胎儿大脑和神经系统快速发育的时期，如果缺锌会对胎儿的生长发育有影响。可以说，此时补锌尤为重要。补锌的最佳方式是食补，孕妈妈平时可以多吃一些含锌量丰富的食物，如虾米、蛤蜊、猪瘦肉、猪肝、鸡蛋、核桃等。

碘

碘是胎儿发育过程，尤其是脑发育过程中的重要营养素，这个时期缺碘不仅会导致胎儿脑损伤，还可能会导致流产、死胎、死产、子代畸形、精神发育障碍和智力落后等状况的发生，并可导致缺碘性甲状腺功能障碍，严重威胁孕妇和胎儿安全。如果孕妇经过检查发现缺碘，可适当吃些海带、紫菜等食物。

糖类

怀孕早期，葡萄糖是胎儿重要的能量来源，而糖类进入人体后最终可分解为葡萄糖，被宝宝吸收。如果孕妇不能补充足够的糖类，平时可能会感觉头晕，这时可吃一些糖果和喝一些糖水或果汁，休息一下。糖类主要在每日的主食中获得，如米饭、面包、土豆、燕麦等食物，薯类和水果也富含糖类，孕妇每天可适当摄取。

B 族维生素具有消除疲劳的功效，尤其是维生素 B₆，还有止呕吐的作用，在孕吐严重的这一个月，适当补充，对身体大有好处。这个时期补充 B 族维生素，还可使宝宝在出生时有一个令人满意的体重。蔬菜、坚果、瓜果中都富含 B 族维生素，孕妇平时可经常吃。

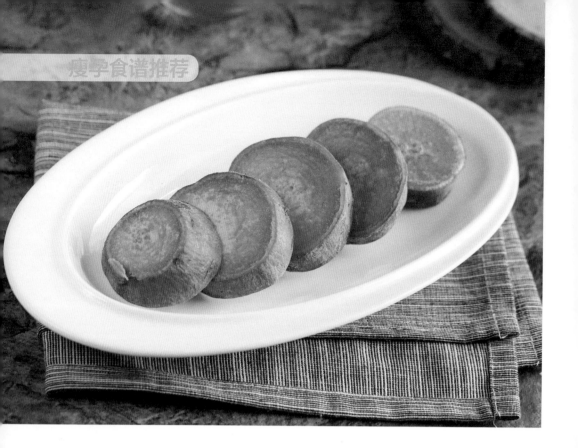

清蒸红薯

原料

红薯　　　　350 克

做法

1. 将红薯洗净，切成厚块，装入蒸盘中，待用。

2. 蒸锅上火烧开，放入蒸盘。

3. 盖上盖，用中火蒸约 15 分钟，至红薯熟透。

4. 揭盖，取出蒸好的红薯，食用时去皮即可。

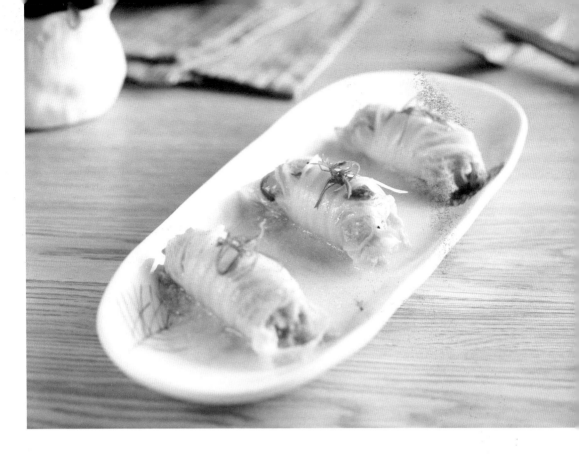

时蔬白菜卷

原料

白菜叶	200 克
水发香菇	50 克
胡萝卜丝	40 克
鸡蛋	1 个
肉馅	适量
葱花、姜末	各 3 克

调料

鸡粉、盐	各 2 克
生抽	5 毫升
水淀粉	5 毫升
食用油	适量
芝麻油	适量

做法

1. 水发香菇切成细丝；开水锅中放入白菜叶，焯至软，捞出，放凉待用。

2. 将鸡蛋搅成蛋液，放入热油锅中，煎成蛋皮，盛出，切成细丝，待用。

3. 肉馅倒入碗中，放入生抽、芝麻油、葱花、姜末、1 克鸡粉，搅匀。

4. 将白菜叶摊平，放入香菇丝、胡萝卜丝、蛋皮丝、肉馅，卷成卷。

5. 依此制成数个白菜卷，放入电蒸锅中蒸至熟，取出。

6. 锅中注水烧开，放入盐、1 克鸡粉、水淀粉，制成浇汁，浇在白菜卷上即可。

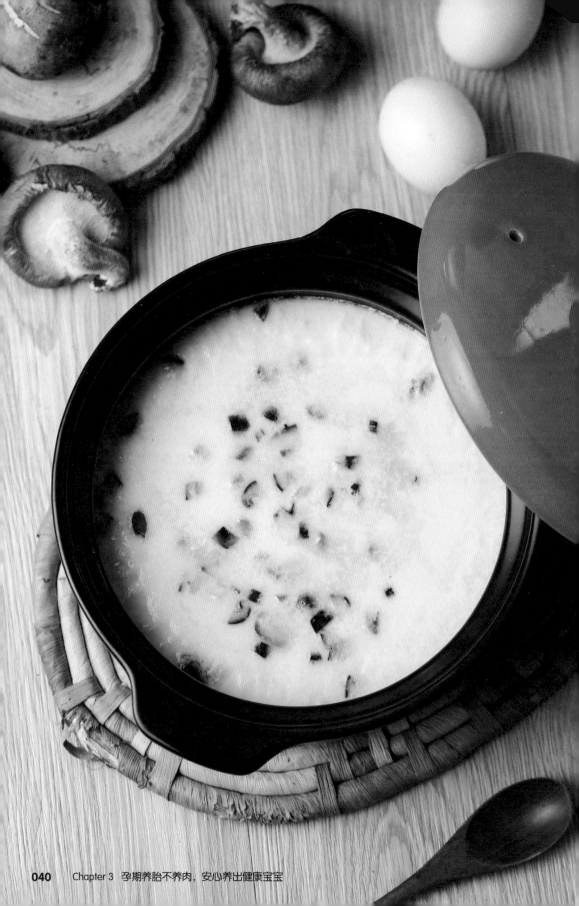

香菇鸡蛋砂锅

1. 泡发好的香菇去蒂切成条，再切丁。
2. 备好一个小砂锅，倒入鸡蛋，搅匀，注入适量清水，快速搅匀。
3. 倒入香菇丁，封上保鲜膜，将砂锅放入已注水烧开的蒸锅中，蒸 10 分钟，至食材熟透。
4. 掀开锅盖，将砂锅取出，去除保鲜膜，即可食用。

原料

| 水发香菇 | 50 克 |
| 鸡蛋 | 90 克 |

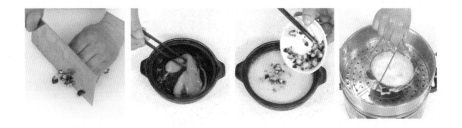

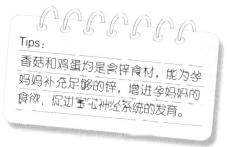

Tips:
香菇和鸡蛋均是含锌食材，能为孕妈妈补充足够的锌，增进孕妈妈的食欲，促进宝宝神经系统的发育。

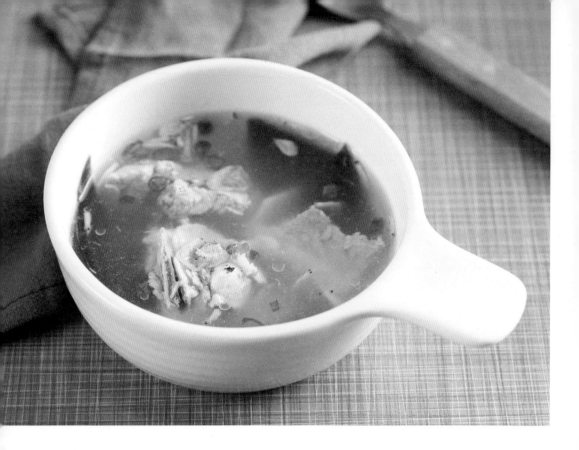

海带虾米排骨汤

原料

排骨	350 克
海带	100 克
虾米	30 克
姜片	少许
葱花	少许

调料

盐	3 克
鸡粉	2 克
料酒	16 毫升
胡椒粉	适量

做法

1. 泡发洗净的海带切小块，备用。

2. 锅中注水烧开，倒入洗净的排骨，淋入 8 毫升料酒，拌匀，煮至沸，捞出排骨，待用。

3. 砂锅中注水烧开，放入排骨、姜片、虾米、8 毫升料酒，盖上盖，烧开后用小火煮 30 分钟至食材熟软。

4. 揭开盖，放入海带，拌匀，用小火续煮 20 分钟。

5. 放入盐、鸡粉、胡椒粉，搅拌一会儿，至食材入味，关火后盛出，撒上葱花即可。

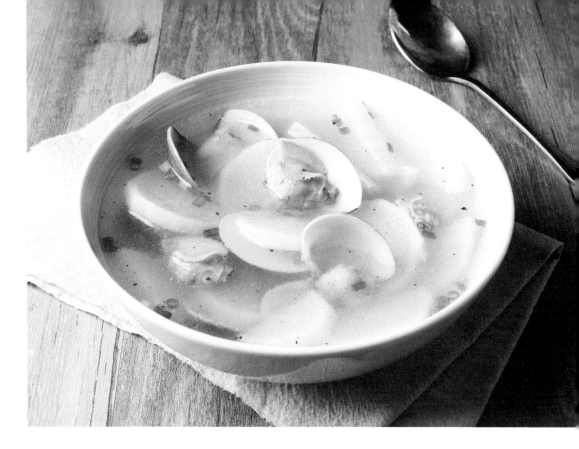

白萝卜蛤蜊椰子油汤

原料

去皮白萝卜	300 克
蛤蜊	250 克
葱花	适量

调料

盐	2 克
黑胡椒粉	2 克
椰子油	3 毫升

做法

1. 去皮白萝卜对半切开，切片。

2. 锅置火上，放入清水，倒入切好的白萝卜片，待煮开后转小火续煮 15 分钟至熟软。

3. 转大火，放入处理干净的蛤蜊，搅匀，煮约 2 分钟至蛤蜊开口，掠去浮沫。

4. 加入椰子油、盐、黑胡椒粉，搅匀调味。

5. 关火后盛出汤品，装碗，撒上葱花即可。

快乐"孕"动指导

这个月胚胎着床仍然不稳定，孕妈妈可能会产生紧张的情绪。此时宜做些舒缓的运动，可以缓解精神紧张，改善机体功能，使皮肤温度下降，心跳减慢，呼吸平缓，从而使孕妈妈变得很放松。

卧姿伸展腿筋

这套运动可增强孕妈妈大腿背面的肌肉力量，缓解腿部疲劳，还能促进腿部血液循环，让孕妈妈身体暖起来。为了较好地控制孕早期体重，防止体重过重，此套动作可每周练习 3 ~ 4 次。

Step1：
仰卧在床上，屈双膝，双脚平贴地面，臀部平贴地面，双手自然放于身体两侧。

Tips：
如果在运动过程中感到眩晕或恶心，应避免做仰卧的动作，可尝试坐姿动作。

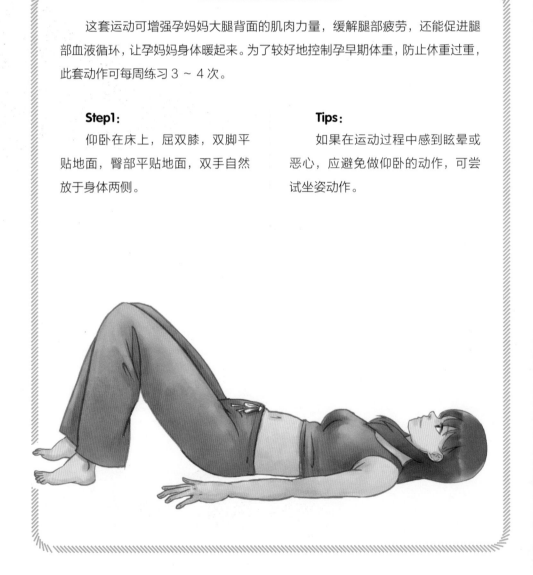

Step2：

收腹，缓慢地将左腿抬离地面，膝盖保持弯曲。然后用双手扶住大腿背面。

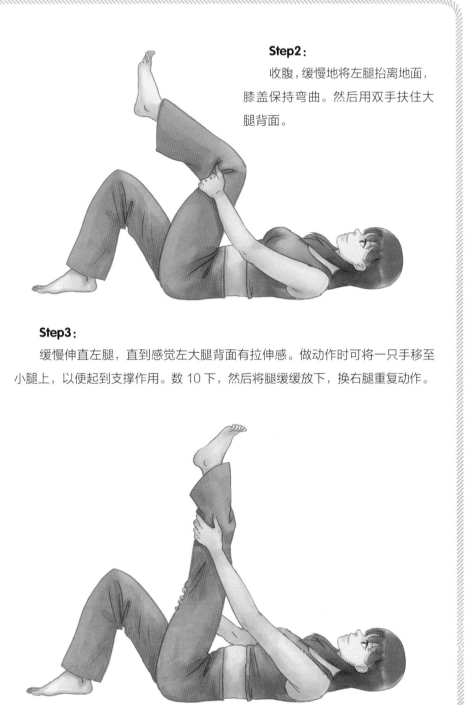

Step3：

缓慢伸直左腿，直到感觉左大腿背面有拉伸感。做动作时可将一只手移至小腿上，以便起到支撑作用。数 10 下，然后将腿缓缓放下，换右腿重复动作。

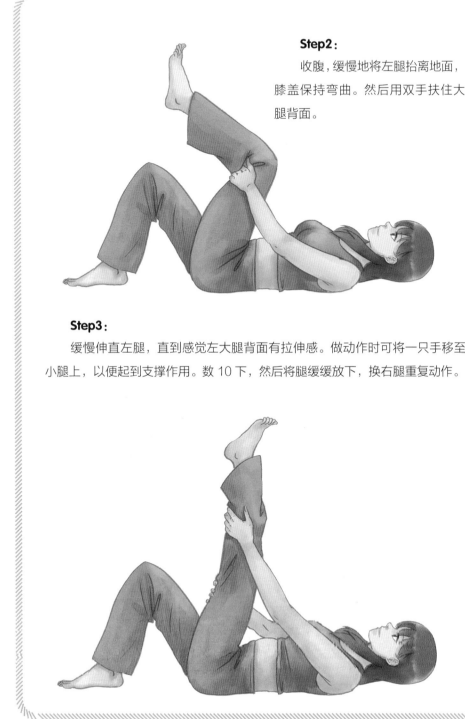

孕 3 月（9 ～ 12 周）瘦孕指南

怀孕的第 3 个月，虽然肚子看起来还不是很明显，但胎儿的各器官正在快速发育中。这个月也是孕妈妈妊娠反应较为剧烈的时候，情绪波动会比较大。正因为如此，孕妈妈在饮食方面更需要注意，因为胎儿随着发育营养需求更多了。

瘦孕这样吃

这个月孕妈妈主要是补充营养，有些人因为反应太过剧烈，体重甚至出现负增长。有些人胃口好，但为了胎儿发育也不可乱吃，吃对食物，并有节制，才能从怀孕前期开始就养成良好的饮食习惯。

忌吃生冷食物

女性怀孕后胃肠功能会减弱，过冷的食物会使胃肠血管突然收缩，使消化功能减弱而出现腹泻、腹痛等症状。尤其是在第 3 个月胎儿还没有完全稳定的情况下，孕妈妈很容易感染生冷食物中的细菌和寄生虫。一旦感染，则很容易引起免疫力下降。所以准妈妈们为了自己宝宝的健康，一定要管住自己的嘴巴。

少吃盐等调料

女性在怀孕期间吃盐要适量，菜里不可多放盐。这是因为孕妈妈容易患水肿和高血压，盐分摄入过多，会加重水肿。做菜时，也应少放调料，有些调料中含防腐剂和色素，一定要仔细查看；有些调料如辣椒粉、花椒、胡椒粉等吃多了会导致孕妈妈燥热，加重孕期便秘等症状；此外，味精吃多了容易导致宝宝缺锌。

选择易吸收、消化的食物

由于第 3 个月孕妈妈反应剧烈，有时会没有食欲，消化功能也不好，导致营养供应不足，影响胎儿发育。因此应选择清淡、易消化、易吸收，同时又能减轻呕吐症状的食物。比如鱼、鸡、蛋、奶、豆腐等，均便于消化吸收，且味道鲜美，营养丰富，孕妈妈可经常选用。清晨早孕反应严重时，可以在早餐中加一杯苹果汁或苹果柠檬汁，减轻呕吐。

养胎这样补

这个时期的宝宝体积尚小，所需的营养素不多，但还处于胎儿发育的关键时期，因此该补的还是要补。孕妈妈补充营养的主要方式，就是从日常饮食中摄取所需的营养素。不过需要注意的是，任何营养素的补充都只能适量，不可大补特补。

维生素 A

在怀孕的第 3 个月，宝宝还不能自己生成维生素 A，而维生素 A 对胎儿皮肤、胃肠道和肺的发育影响很大。因此孕妈妈应该适量补充些维生素 A，但不可补充太多。维生素 A 大量存在于动物肝脏、瘦肉和蛋类等食物中，孕妇如果能按照正常标准进食，在这个阶段，从食物中就可获得足够的维生素 A。

铁

铁缺乏是妇女怀孕期常见的营养缺乏问题之一，怀孕时母体内血容量扩张，胎儿和胎盘快速增长，因而铁的需求量会显著增加。一般来说可以在怀孕前开始补铁，以预防孕期出现铁缺乏而造成贫血，这时补铁也有利于胎儿的稳定。同时，补充一些富含维生素 C 的食品也可促进身体对铁的吸收，增强补铁效果。

铜

孕妇和胎儿是极容易缺铜的，因为胎儿的肝是含铜量极高的器官，从怀孕开始，胎儿体内所需铜量就急剧增加，这时需要的铜虽不是特别多，但还是需要适当补充。若孕妇缺铜，还会使胎膜的韧性和弹性降低，容易造成胎膜早破而出现早产的危害。动物肝脏、粗粮、坚果、瓜子、大豆中都含铜，孕妇可选择食用。

对于孕妇来说，在这个容易引起情绪变化的阶段，如果镁的摄取量不足，很容易情绪不安，甚至产生妊娠高血压反应。孕妈妈的身体含镁量太低还容易引发子宫收缩，造成早产。相反的，若孕妇体内镁含量太高，则容易造成镁中毒。所以在缺镁的情况下适当补充即可。

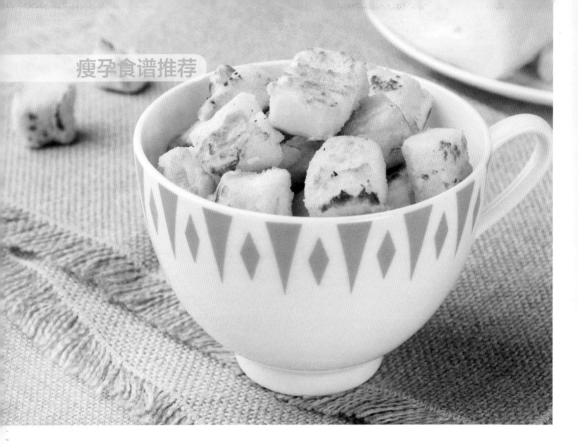

焦香牛奶小馒头

原料

馒头　　　　120克
牛奶　　　　120毫升

做法

1. 馒头切厚片，切粗条，再切小方块。
2. 将切好的馒头装碗，倒入牛奶，拌匀，静置一会儿至馒头吸饱牛奶。
3. 热锅中倒入吸足牛奶的馒头，开大火，加盖，煎约3分钟至馒头底部焦黄。
4. 揭盖，翻面，续煎约2分钟至整体焦黄。
5. 关火后盛出焦香牛奶小馒头，装盘即可。

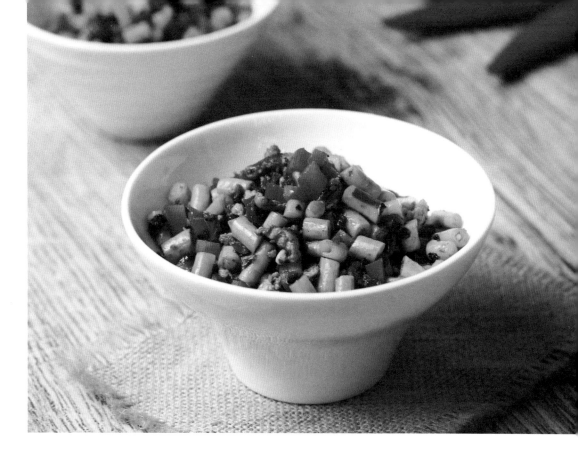

肉末芽菜煸豆角

原料

肉末	300 克
豆角	150 克
芽菜	120 克
红椒	20 克
蒜末	少许

调料

盐	2 克
鸡粉	2 克
豆瓣酱	10 克
生抽	适量
食用油	适量

做法

1. 洗净的豆角切成小段，洗好的红椒切成小块。

2. 锅中注水烧开，加入少许食用油、1 克盐，倒入豆角段，搅散，煮至断生，捞出待用。

3. 用油起锅，倒入肉末，炒至变色，加入生抽，略炒片刻。

4. 放入豆瓣酱，炒匀，加入蒜末，炒香。

5. 倒入豆角、红椒，炒香，放入芽菜，用中火炒匀。

6. 加入 1 克盐、鸡粉，炒匀，关火后盛出炒好的菜肴即可。

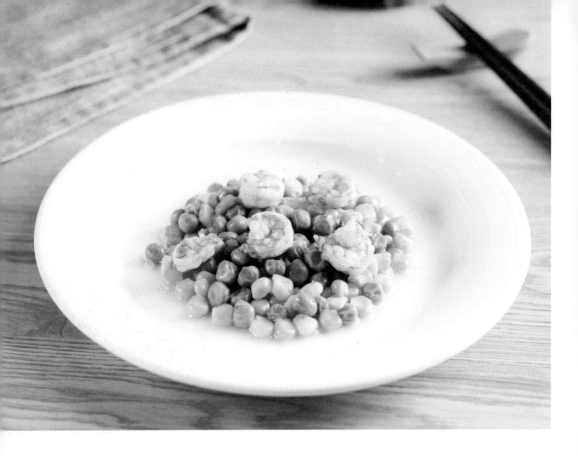

青豆玉米炒虾仁

原料

青豆	80 克
玉米粒	100 克
虾仁	15 个
蒜末	10 克
姜片	10 克

调料

盐	3 克
鸡粉	2 克
料酒	5 毫升
水淀粉	5 毫升
食用油	10 毫升

做法

1. 将洗净的虾仁装碗，加少许料酒、1 克盐、2 毫升水淀粉，拌匀，腌渍 10 分钟。

2. 锅中注水烧开，倒入洗好的青豆、玉米粒，焯 5 分钟至食材断生，捞出待用。

3. 用油起锅，倒入蒜末、姜片，爆香，放入腌好的虾仁，翻炒片刻。

4. 加入剩余料酒，炒至虾仁转色，倒入焯好的食材，炒约 2 分钟至食材熟透。

5. 加入 2 克盐、鸡粉，翻炒均匀，用 3 毫升水淀粉勾芡，关火后盛出即可。

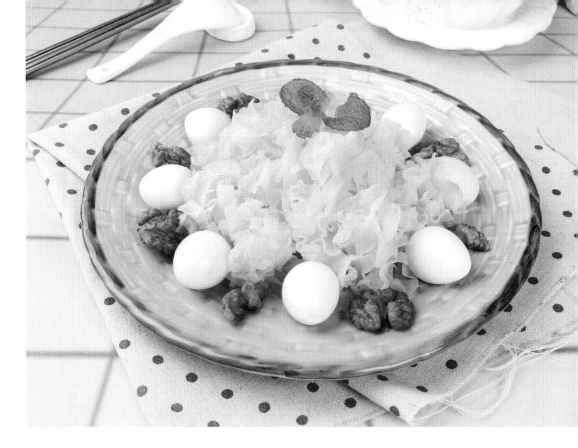

银耳核桃蒸鹌鹑蛋

原料

水发银耳	150 克
核桃	25 克
熟鹌鹑蛋	10 个

调料

冰糖	20 克

做法

1. 泡发好的银耳切去根部，切成小朵。
2. 备好的核桃用刀背将其拍碎。
3. 备好蒸盘，摆入银耳、核桃碎，放入熟鹌鹑蛋、冰糖，待用。
4. 电蒸锅注水烧开，放入食材。
5. 盖上锅盖，调转旋钮定时 20 分钟。
6. 待时间到，掀开盖，将食材取出即可。

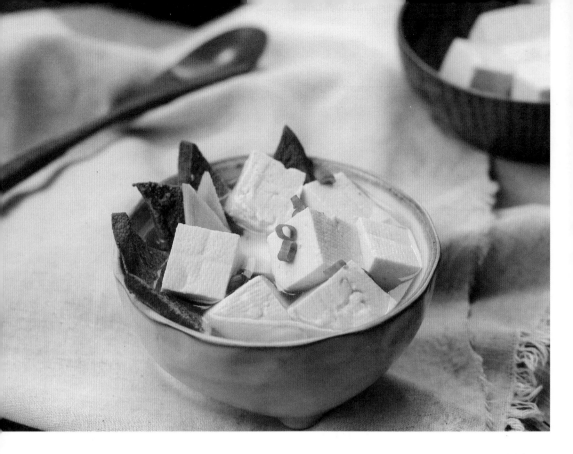

猪肝豆腐汤

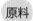 原料

猪肝	100 克
豆腐	150 克
葱花	少许
姜片	少许

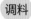 调料

盐	2 克
生粉	3 克

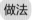 做法

1. 锅中注入适量水烧开，倒入洗净切块的豆腐，拌煮至断生。
2. 放入已经洗净切好并用生粉腌渍过的猪肝，撒入姜片、葱花，煮至沸。
3. 加盐，拌匀调味。
4. 用小火煮约 5 分钟，至汤汁收浓。
5. 关火后盛出煮好的汤，装入碗中即可。

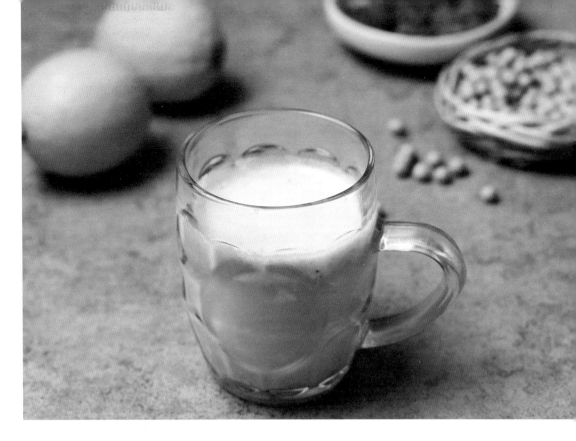

葡萄干柠檬豆浆

原料

水发黄豆	50 克
葡萄干	25 克
柠檬片	20 克

做法

1. 将已浸泡 8 小时的黄豆倒入豆浆机中，放入备好的葡萄干、柠檬片。

2. 注入适量水，至水位线即可。

3. 盖上豆浆机机头，选择"五谷"程序，再选择"开始"键，开始打浆。

4. 待豆浆机运转约 15 分钟，即成豆浆。

5. 断电，取下机头，把煮好的豆浆倒入滤网中，滤取豆浆。

6. 把滤好的豆浆倒入杯中，用汤匙撇去浮沫即可。

快乐"孕"动指导

　　孕3月，孕妈妈可以慢慢增加自己的运动量，好好舒展一下筋骨，开始为养胎不养肉计划打下基础。不过，此时胎儿仍处于胚胎阶段，孕妈妈的活动仍需以舒缓的放松动作为主，活动幅度宜小不宜大，可以做一些温和的有氧运动以锻炼身体，跳跃、快速旋转等动作是绝对禁止的。

下肢运动

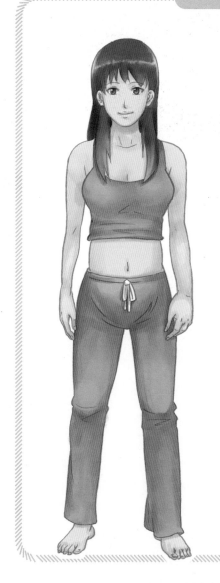

　　此套动作较为温和，可以促进孕妈妈的血液循环，使代谢废弃物排出体外，还有助于增加下肢的力量，缓解腰背部的疼痛，使呼吸更加顺畅。孕3月的妈妈在身体允许的情况下，可每天坚持做。

Step1:

　　自然站立，分开双脚，使两足与肩同宽，双手自然下垂，全身放松，自然呼吸。

Step2：

　　缓缓向前伸展手臂，使掌心朝下，下肢伸直。

Step3：

　　慢慢弯曲膝盖，微下蹲。保持10秒，然后慢慢恢复到起始姿势。

Tips：

　　弯曲膝盖的动作需缓慢进行，在屈膝过程中尽量保持上半身挺直，这样有助于减轻颈椎的压力。

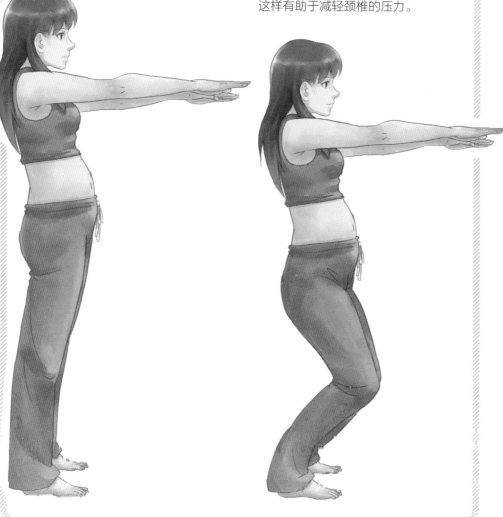

孕 4 月（13 ～ 16 周）瘦孕指南

怀孕 4 个月的时候，开始进入孕中期，胎儿已基本稳定，早期的不适症状逐渐消失，而且开始显怀了。此阶段要更加重视营养的补充，避免劳累，多休息，进行适当锻炼，不能大吃大喝，使体重增长维持在正常范围内。

瘦孕这样吃

孕 4 月是宝宝大脑发育的重要时期，不少器官开始形成。孕妇的体重开始增长，不小心就会造成超重。因此，补充营养素的同时，也要关注自身体重的变化，避免超重造成行动困难。

多吃含纤维素的食物

进入第 4 个月后，孕激素水平会升高，使小肠的平滑肌运动开始减慢，易造成孕妈妈便秘。而且由于子宫的扩大，也会压迫肠道，影响其正常功能。因此，应该多吃些纤维素含量丰富的水果蔬菜，来促进肠道的蠕动，缓解便秘症状，排出身体内的毒素，使孕妇身体好，心情也好。

多喝水

喝水是孕期每个阶段都应该坚持的习惯，到了怀孕第 4 个月，需要特别注意。便秘严重的时候，喝水也是解决此症状的好方法。妊娠时孕妈妈的体温会升高，容易脱水，补充一定的水分可以保证血循环量增加，为胎儿输送营养。补充水分宜喝白开水，牛奶、蔬果汁也可以，但不如白开水效果好。

不可偏食

随着母体和宝宝需要的营养越来越多，孕妇进补时也要注意饮食的平衡，不可只吃几种食物，导致某些营养素过剩，而有些营养素又缺乏。而且，随着早孕反应减退，孕妇的胃口也会越来越好，正是吸收营养的好时候，为了配合胎儿骨骼和脏器发育的需要，孕妈妈在选择食物时应注意多样性和营养性，切不可偏食。

养胎这样补

从这个月开始，胎宝宝开始迅速生长发育，每天都需要大量营养素，为满足胎儿及母体营养素存储的需要，避免营养不良或缺乏造成的影响，应注意补充下列营养素。

钙

在孕早期，胎儿发育还不明显，孕妇所需的钙质与一般成年人的相当，不需要特别补钙。但从孕中期开始，胎儿发育迅速，孕妇就应该适当补钙以满足胎儿发育的需要。而且这个阶段是胎儿长牙根的时期，因此孕妈妈要多吃含钙的食物，让宝宝长上坚固的牙根。钙还能维持胎儿大脑、骨骼和机体的发育，保持孕妇的心脑血管健康。孕妇缺钙易患骨质疏松症，还会影响情绪，使胎儿发育不良，易患先天性佝偻病。缺钙的孕妇可以多吃大豆、奶制品、骨头汤等食物。

维生素 D

维生素 D 缺乏时，孕妇易出现骨质软化，最显著的发病部位是骨盆和下肢，以后逐渐波及脊柱、胸骨及其他部位，严重者可出现骨盆畸形，影响自然分娩。宝宝缺乏维生素 D，则可使骨骼钙化及牙齿发育受影响，严重者可致先天性佝偻病。缺维生素 D 的孕妇，平时可适当晒太阳，但时间不要太长，一般是每周 2 次，每次 10 ~ 15 分钟。也可以多吃鱼、动物肝脏、蘑菇等食物来补充维生素 D。

DHA

DHA 是一种不饱和脂肪酸，与胆碱、磷脂一样，都是构成大脑细胞膜的重要物质。为了满足胎儿大脑和视网膜上的神经元的发育，促进自身细胞膜的膜磷脂生长，就需要由母体供给胎儿更多的 DHA。一般建议孕妇从怀孕 4 个月起就适当补充 DHA，以刺激胎儿视觉、听觉、触觉的发育。人体自身难以合成 DHA，所以平时可以多吃鱼和干果类食物来补充 DHA，也可选用海藻油 DHA 制品。

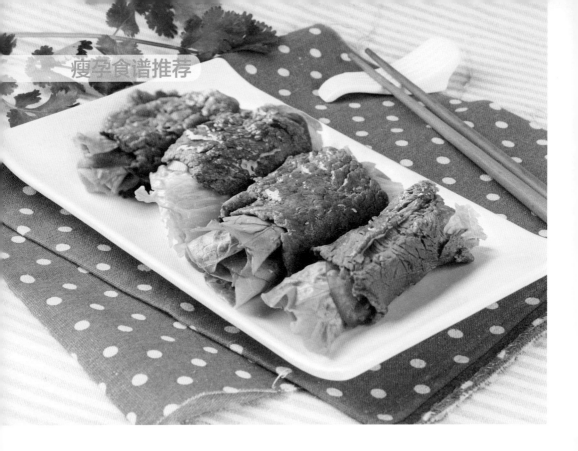

牛肉胡萝卜卷

原料

牛肉	270 克
胡萝卜	60 克
生菜	45 克
西红柿	65 克
鸡蛋	1 个
面粉	适量

调料

盐	3 克
胡椒粉	少许
料酒	4 毫升
橄榄油	适量

做法

1. 将洗净去皮的胡萝卜切薄片，生菜切除根部，西红柿切薄片。

2. 牛肉切片装碗，打入蛋清，加 1 克盐、料酒、面粉，拌匀上浆，注入少许橄榄油，腌渍约 10 分钟。

3. 往胡萝卜片中加 2 克盐、胡椒粉，拌匀，腌渍约 10 分钟。

4. 煎锅注入橄榄油烧热，放入牛肉片，煎出香味，撒上胡椒粉，翻转肉片，煎至其七八成熟，盛出。

5. 取煎好的肉片，铺开，放上西红柿、生菜，铺上胡萝卜，卷成卷儿。

6. 依此做完余下的食材，放在盘中即可。

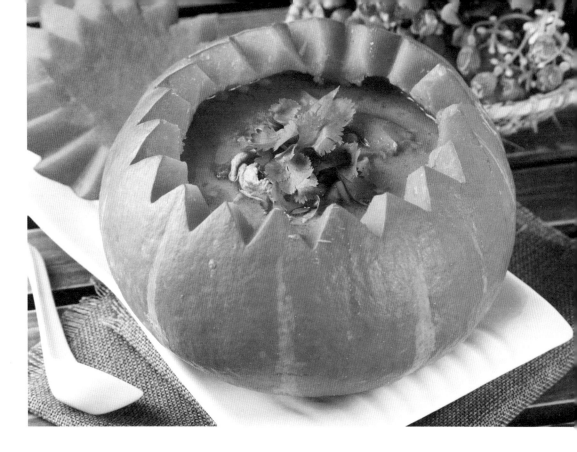

金瓜鸡丝汤

原料

金瓜	1 个
豌豆	48 克
鸡胸肉	100 克
姜丝	12 克
高汤	800 毫升
椰浆	30 毫升
平菇	112 克
香菜	2 克

调料

咖喱膏	5 克
盐	2 克
白糖	2 克

做法

1. 将金瓜底部切开，顶部用戳刀戳出花纹；把金瓜顶部揭开，挖出瓜籽、瓜瓤。
2. 将金瓜放入蒸锅中，蒸 20 分钟后取出。
3. 洗净的鸡胸肉切成丝；平菇去蒂，撕成条。
4. 热锅注入高汤煮沸，放入姜丝、咖喱膏，搅匀，放入豌豆、鸡丝，搅拌一会儿。
5. 加入平菇，搅匀，煮 2 分钟，放入盐、白糖、椰浆，拌匀，煮 2 分钟。
6. 将煮好的食材捞至金瓜中，放入香菜即可。

海带黄豆猪蹄汤

原料

猪蹄	500 克
水发黄豆	100 克
海带	80 克
姜片	40 克

调料

盐	2 克
鸡粉	2 克
胡椒粉	少许
料酒	6 毫升
白醋	15 毫升

做法

1. 将洗净的猪蹄斩成小块，海带切成小块。
2. 开水锅中放入猪蹄块、白醋，大火略煮后捞出，锅中再放入海带，煮约半分钟，捞出。
3. 砂锅中注水烧开，放入姜片、黄豆、猪蹄、海带、料酒，拌匀，盖上盖，煲约 1 小时。
4. 揭盖，加入鸡粉、盐，搅匀，撒上少许胡椒粉，煮至汤汁入味，关火后取下砂锅即可。

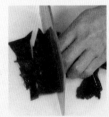
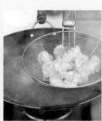
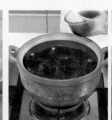
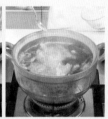

Tips：
本品可为胎宝宝发育补充足够的钙和蛋白质，而且能为孕妈妈补充体力和精力，适宜孕 4 月食用。

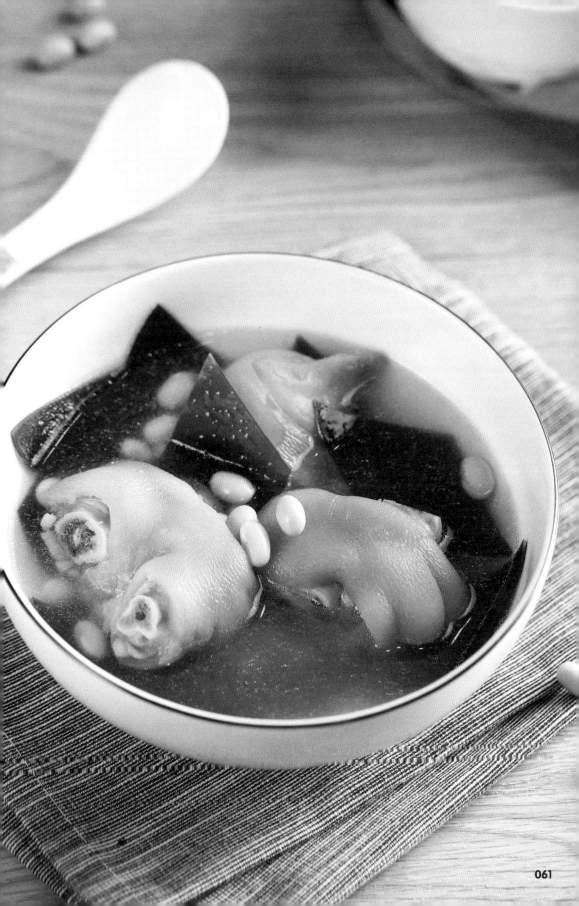

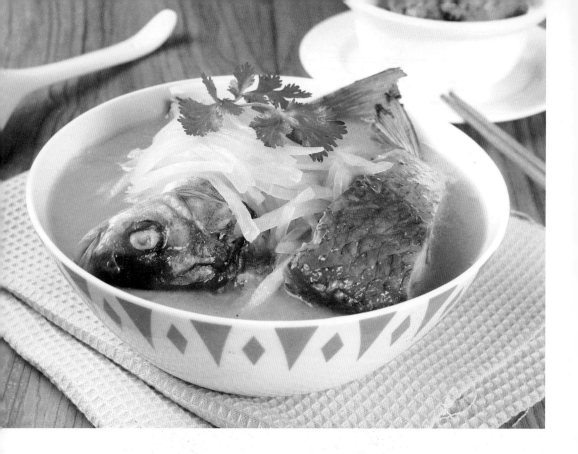

白萝卜煮鱼

原料

鲳鱼块	350 克
去皮白萝卜	150 克
葱段	少许
姜片	少许
香菜	少许

调料

鸡粉	2 克
盐	2 克
白胡椒粉	2 克
料酒	3 毫升
食用油	适量

做法

1. 去皮白萝卜切成薄片，改切成丝。
2. 将洗净的鲳鱼块倒入碗中，加 1 克盐、料酒、1 克白胡椒粉，腌渍 10 分钟。
3. 热锅注油烧热，倒入腌好的鲳鱼块，煎至微黄色。
4. 倒入葱段、姜片，爆香，注入适量清水，拌匀，倒入白萝卜。
5. 加盖，大火煮开后转小火煮 10 分钟。
6. 揭盖，加入 1 克盐、鸡粉、1 克白胡椒粉，充分拌匀至食材入味。
7. 关火后盛出装碗，浇上适量汤水，撒上香菜即可。

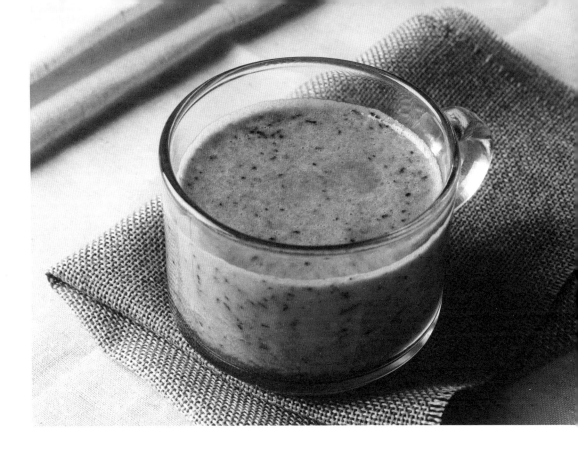

蓝莓圣女果汁

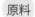 **原料**

蓝莓	50 克
圣女果	80 克
豆浆	100 毫升

调料

椰子油	5 毫升
蜂蜜	5 克

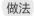 **做法**

1. 洗净的圣女果去蒂，对半切开。
2. 备好榨汁机，取榨汁杯，倒入圣女果、蓝莓、豆浆、椰子油、蜂蜜，拌匀。
3. 加盖，将榨汁杯安装在机座上，榨约 1 分钟。
4. 将榨好的果汁倒入杯中即可。

快乐"孕"动指导

在度过了前 3 个月的危险期后，孕妈妈们可以松一口气了。此时随着妊娠反应的消失，孕妈妈的精力和体力逐渐恢复。但是不能慵懒，整日坐着不动，而应该坚持每天做些难度小的运动，并适当增加运动量，可以选择的运动项目也增多了，但仍需以温和的有氧运动为主。

瑜伽金刚坐式

金刚坐又称"正跪坐式"或"钻石坐"，是适合孕 4 月的妈妈做的瑜伽坐姿，可以缓解孕期疼痛。另外，此坐姿还有增强肠胃系统功能、促进消化和强健脊椎周围核心肌肉群等功效。准妈妈在练习金刚坐时，最好用薄毯或毛巾垫在膝盖下方。

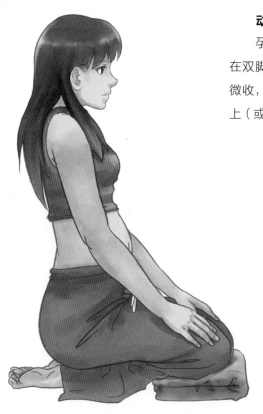

动作要领：

孕妈妈双膝并拢跪地，臀部坐在双脚脚后跟上。放松肩部，下巴微收，挺直腰背，双手平放在大腿上（或自然垂于体侧）。

跺脚跟

Step1：

　　双脚分开站立，两脚距离比髋骨略宽，膝盖放松。收紧盆骨，收腹。双手放于髋部，身体重心移至右脚。站立并挺直，固定脚踝，提胸，放松肩膀，并呈下垂状。

Step2：

　　屈左膝，右腿向前伸出去，脚尖翘起，脚跟触地。保持髋部水平，盆骨收紧，以防背部过于后弯。坚持数秒，换另一条腿重复动作。

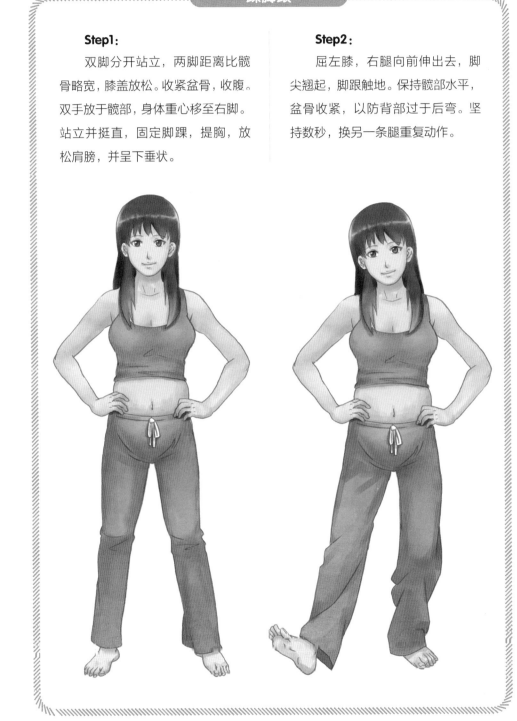

孕 5 月（17 ~ 20 周）瘦孕指南

这个月胎儿的循环系统、尿道等开始工作，孕妈妈工作或休息时可以做些轻微的运动，如伸屈四肢等。饮食方面也要控制好，不暴饮暴食，营养要充足。一般来说，如果每周体重的增加在 350 克左右，则属正常范围。

瘦孕这样吃

怀孕 5 个月时，孕妈妈已经有了孕妇的体形，而且越来越明显。开始有胎动了，孕妈妈可能会感到有些不舒服，所以需要注意情绪的稳定。饮食上也与之前有所不同，该忌口的，即便想吃也只能忍着了，切不可任性乱吃。

注意荤素搭配

孕中期的饮食越来越重要了，一定要荤素搭配合理，这样营养才能均衡，并使体重控制在正常的范围之内。如果担心自身发胖或生产时胎儿过大而限制饮食，大量吃素而荤食摄入太少，有可能造成营养不足，严重时甚至会患贫血或影响胎儿的生长发育。而为了胎儿发育，大量吃荤食、不吃素食也会造成体重超标，还会产生各种疾病。

忌食高糖食物

对孕妈妈来说，适量吃糖类食物是有益的，但吃太多的糖，或是经常吃高糖食物，对自身和胎宝宝都有很大危害。因为高糖食物会使孕妇血糖过高，加重其肾脏负担，不利于孕期保健。摄入过多的糖分还会使人的免疫力下降，使孕妈妈机体抗病能力降低，更容易受到细菌和病毒的感染。

宜多喝粥

孕 5 月时，孕妈妈的食欲大增，进食量会逐渐增多，但由于孕妇肠胃功能比较弱，有时会出现胃中胀满的症状，这时喝点粥可以很好地缓解此症状。因为粥熬的时间长，粥里的营养物质析出充分，所以粥不仅营养丰富，而且容易吸收。煮粥前最好将米用冷水浸泡半小时，让米粒能够膨胀开，这样熬起粥来节省时间，而且熬出的粥浓稠、口感好。

养胎这样补

这个时期是胎儿感觉器官发育的顶峰时期，视觉、听觉、味觉、嗅觉等各类感觉器官的神经细胞都得到全面发展，需要的营养更多，因此孕妈妈应定期检查自己的营养状况，并根据宝宝的发育情况有针对性地进行补充。

维生素C

可协助胎儿的骨髓形成红细胞和白细胞，具有抗氧化作用，增强孕妈妈的免疫力，促进铁质吸收，预防贫血，对宝宝皮肤生长也很好。如果怀孕期间缺乏维生素C，可能会影响胎儿大脑和各类感觉器官的健康发育。不过应注意，摄取要适量，过多则可能导致孕妈妈出现乏力、恶心、呕吐、腹泻等症状，还可导致水肿及其他骨病的发生。维生素C的主要来源是新鲜的微酸水果和深绿色的蔬菜，孕妈妈在这个阶段可多吃这些食物。

脂肪

脂肪是人体必需的物质，并且胎儿大脑的发育需要足量脂肪。进入孕中期后，胎儿机体和大脑发育速度加快，对脂质和必需脂肪酸的需求增加。为了在孕期保持身材，脂肪的摄入量以满足孕妇和宝宝的需要为准，切不可多摄入，否则会造成孕妇肥胖。平时的饮食中，孕妇可适当增加些富含脂质的食物，如花生仁、核桃仁、芝麻、栗子等坚果类食品和黄花菜、香菇、牡蛎、鸭肉等。

牛磺酸

在宝宝视力发育的关键阶段，补充牛磺酸能够促进宝宝视网膜的发育，有利于视觉感受器的发育，从而改善视觉功能。补充牛磺酸还能促进宝宝脑组织和智力的发育，能明显促进神经系统的生长发育和细胞增殖、分化。牛磺酸含量较丰富的食物有海鱼、紫菜等，孕妇可适当食用。

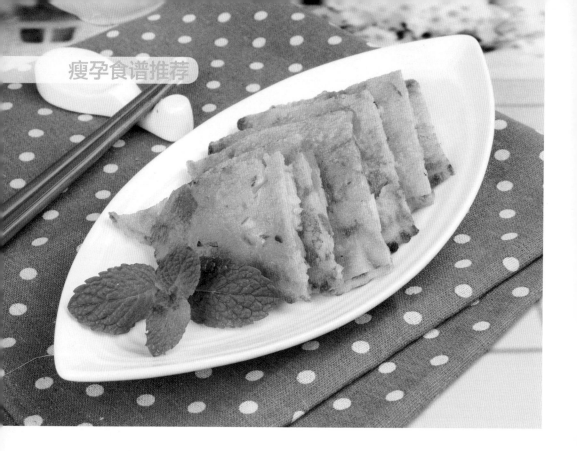

蔬菜饼

原料

西红柿	120 克
青椒	40 克
面粉	100 克
包菜	50 克
鸡蛋	50 克

调料

盐	2 克
食用油	适量

做法

1. 洗净的青椒切开去籽，切成小块；洗净的西红柿切丁；包菜切丝，再切碎。

2. 用油起锅，倒入包菜、青椒、西红柿，翻炒至食材熟软，盛入盘中，待用。

3. 取一个碗，倒入面粉、打散的鸡蛋液，拌匀，注入适量清水，拌匀制成面糊。

4. 倒入炒好的食材，拌匀，加入盐，搅拌均匀。

5. 煎锅注油烧热，倒入面糊，摊成面饼，将面饼煎至两面呈金黄色。

6. 将煎好的蔬菜饼盛入盘中即可。

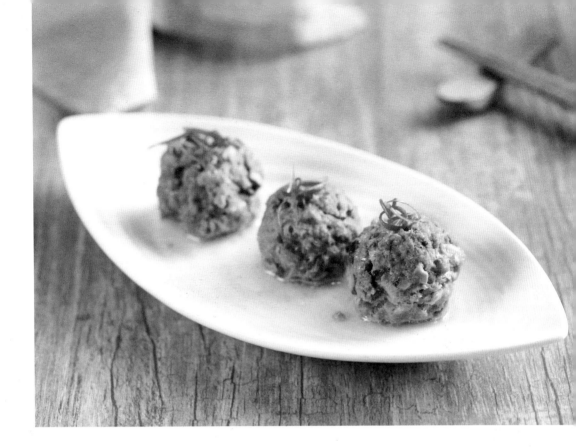

香菇芹菜牛肉丸

原料

香菇	30 克
牛肉末	200 克
芹菜	20 克
蛋黄	20 克
姜末	少许
葱末	少许
红椒丝	少许
葱丝	少许

调料

盐、鸡粉	各 2 克
生抽	4 毫升
水淀粉	4 毫升

做法

1. 洗净的香菇切成条，再切成丁；洗好的芹菜切成碎末，待用。

2. 取一个碗，放入牛肉末、芹菜末、香菇丁、姜末、葱末、蛋黄。

3. 加入盐、鸡粉、生抽、水淀粉，搅匀，制成馅料。

4. 用手将馅料捏成丸子，放入盘中，备用。

5. 蒸锅上火烧开，放入备好的牛肉丸，盖上盖，用大火蒸 30 分钟至熟。

6. 关火后揭盖，取出蒸好的牛肉丸，点缀上红椒丝、葱丝即可。

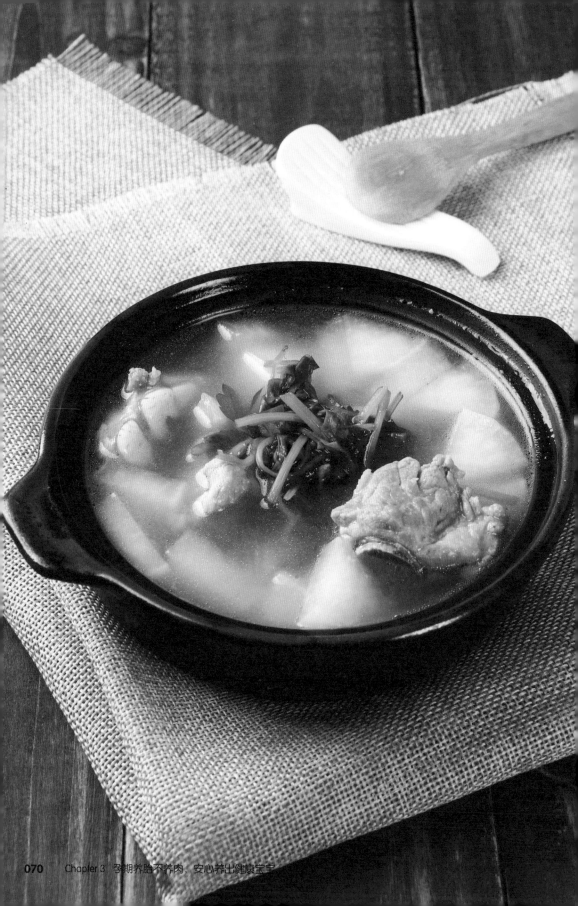

萝卜水芹猪骨汤

做法

1. 白萝卜切片，改切成小扇形块；洗净的水芹切小段。
2. 洗好的猪排骨斩成块，装碗，放入 1 克盐、胡椒粉，拌匀，腌渍 10 分钟至入味。
3. 锅中注水烧开，放入排骨块、白萝卜、姜片、料酒，搅匀，煮至沸腾，掠去浮沫。
4. 加盖，用小火炖 30 分钟；揭盖，加入 2 克盐、胡椒粉，搅匀调味，放入水芹，搅匀，关火后盛出即可。

原料

猪排骨	140 克
去皮白萝卜	150 克
水芹	15 克
姜片	少许

调料

盐	3 克
胡椒粉	4 克
料酒	6 毫升

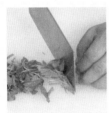 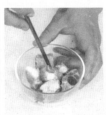 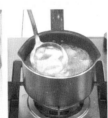 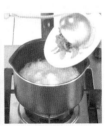

Tips:
本汤品能为胎宝宝的发育补充足够的营养素，而且饱和脂肪含量低，孕妈妈食用养胎不养肉。

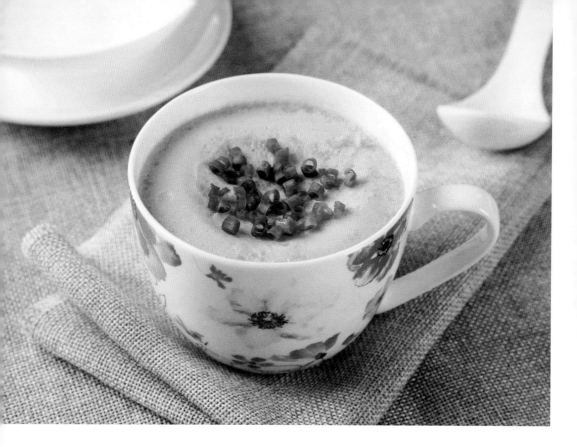

肉末蒸蛋

原料

鸡蛋	2 个
猪肉末	50 克
葱花	3 克

调料

盐	2 克
鸡粉	2 克
生抽	5 毫升
料酒	3 毫升
食用油	3 毫升

做法

1. 鸡蛋打入碗中，放入猪肉末，加入盐、鸡粉、料酒、生抽、食用油，搅拌均匀。

2. 注入 50 毫升温开水，搅匀。

3. 将搅匀的食材倒入备好的马克杯中，封上保鲜膜，待用。

4. 电蒸锅注水烧开，放入食材，加盖，蒸 10 分钟至熟。

5. 揭盖，取出蒸好的食材。

6. 撕开保鲜膜，撒上葱花即可。

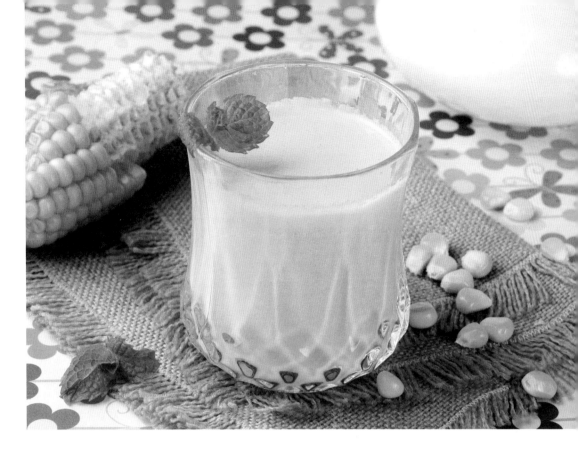

鲜奶玉米汁

原料

鲜奶	60 毫升
玉米粒	80 克

做法

1. 备好榨汁机，倒入洗净的玉米粒，注入备好的鲜奶，加入少许清水。
2. 盖上盖，调转旋钮，开始榨汁。
3. 将榨好的玉米汁倒入滤网中，滤入碗中，待用。
4. 热锅中倒入过滤好的玉米汁，持续搅拌一会儿，至玉米汁煮沸。
5. 将煮好的玉米汁盛入杯子即可。

快乐"孕"动指导

　　孕5月，孕妈妈的肚子逐渐增大，但是尚未给孕妈妈的行动带来困难。此时，孕妈妈腰背部肌肉的压力增加，胎宝宝的运动神经和感觉神经已经开始发育，可以做一些缓解腰背部压力、提升下肢力量的运动。这样不仅可以锻炼身体，还有助于胎宝宝的发育。

　　如果孕妈妈出汗较多，可在运动过程中短暂休息，适当补充水分，并注意运动后的放松动作。

大步走

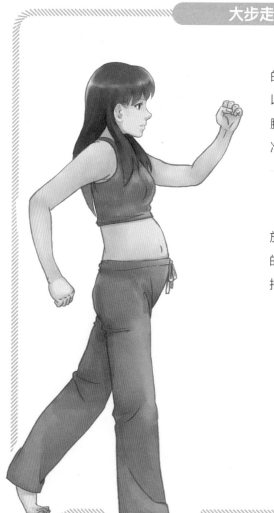

　　此套动作可以活跃孕妈妈浑身的肌肉，增加肌肉的力量，不仅可以减轻孕期体型变化带来的背部、腰部、腿部的不适，还可积蓄力量。准备顺产的孕妇尤其适合练习。

Step1:

　　以大跨步在房间行走。挺胸，放松肩膀。保持屈肘，并加快步伐的同时，把手肘抬得更高。肩部保持下垂的状态。

Step2：

昂头挺胸，身体略前倾，保证脚跟先着地，每步都要使脚掌全部着地。收紧骨盆，收腹。

Tips：

在进行本动作时，如果感觉耻骨周围不适，可以把步子跨小一点。如果依然感觉不适，取消本动作。

Step3：

抬膝，在原地踏步转身，保持髋部在水平位置，每步都要让脚轻触地面。双肩保持下垂，每次踏步时，由髋部带动身体，避免上半身过分摇摆。

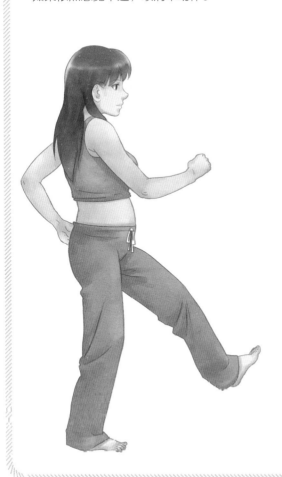

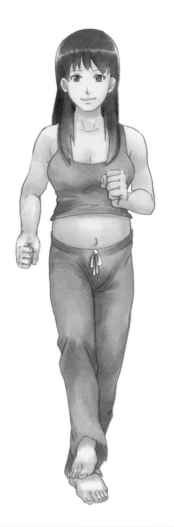

孕 6 月（21 ～ 24 周）瘦孕指南

这个月孕妈妈的腹围增长较快，如果没有摄入足够的营养，腹围就达不到标准。这段时期孕妈妈便秘的情况仍然存在，应继续多吃蔬菜、水果等食物。孕妈妈应该注意休息、适当运动，以保证优质的睡眠、良好的情绪和合理的体重。

瘦孕这样吃

怀孕 6 个月时，肚子已经非常明显，家人会为孕妈妈准备丰富多样的食物，所以孕妈妈要格外注意体重的变化，不要大吃大喝，囤积过多的脂肪，以便减少生产时的痛苦，使产后能尽快恢复身材。

忌吃太酸太辣的食物

太酸或太辣的食物，都具有刺激性，孕妈妈吃后，身体会产生不适感。这一时期胎儿正在快速发育中，有些食物如酸菜含有亚硝酸盐，尤其不利于胎儿发育。平时做菜时还应少放或不放辣椒、丁香、茴香、芥末等辛辣食物，以防影响孕妈妈对营养的吸收。

多吃蔬菜、水果

怀孕 6 个月时，孕妇需要的营养更多，而蔬菜和水果所含营养素非常丰富。更重要的是，蔬菜和水果中含有有益于胎儿的抗氧化剂，可以有效保护胎儿大脑纤维。一般来说，颜色越深的蔬菜抗氧化剂的含量越高，孕妈妈应常吃深绿色多叶蔬菜。另外，水果中含有大量维生素和微量元素，可以帮助孕妇保持体力，防止因缺水造成的疲劳，还能增强机体抵抗力，加强新陈代谢。

适当吃些全麦制品

全麦制品可以为孕妈妈提供本月所需的铁、锌等营养素，还可以使孕妈妈保持较充沛的精力，降低体内胆固醇的水平。平时可常吃麦片粥、全麦饼干、全麦面包等食物。购买全麦制品时，不要买那些口味香甜、精加工的麦片，而应该买天然的、没有任何糖类或其他添加成分的麦片，也可以按照自己的喜好搭配一些花生米、葡萄干或是蜂蜜食用。

养胎这样补

胎儿 6 个月大时，处于发育的高峰期，开始形成骨骼、五官、四肢和牙齿，大脑也开始形成和发育。胎儿通过胎盘吸收的营养是初孕时的五六倍，因此孕妈妈需要补充大量的营养，才能保证胎儿的营养需求。

孕妈妈不仅要在怀孕初期补铁，到第 6 个月时，缺铁同样会造成贫血等症状出现。如果不及时补充足够的铁，会使胎儿在子宫里吸收不到足够的氧气，导致发育不良、智商低。胎儿的骨骼、神经、造血器官等的发育也需要大量铁、钙等物质，所以这一时期要注意补充这些物质，用以供给胎儿组织生长的需要。如果体内储存的铁不足，孕妈妈还会感到疲劳。缺铁的孕妈妈可吃芹菜、海带、黑木耳等食物补充。

怀孕 6 个月，孕妇体内能量及蛋白质代谢加快，对 B 族维生素的需求量增加，由于此类维生素无法在体内存储，必须有充足的供给才能满足机体的需要。因此，孕妇在这一时期应该摄入富含此类物质的瘦肉、鱼、奶、蛋、蔬果等食物，还要避免烹调加工的不合理而导致的维生素损失。

孕 6 月时，孕妈妈体重增加，胎儿成长快，身体需要更多的蛋白质来提供营养帮助胎儿生成细胞。鸡蛋、猪瘦肉、鸡肉、兔肉、牛肉、鱼类、豆制品、小米、豆类等都含有丰富的蛋白质。此外，孕妈妈的膳食中，动物性蛋白质应占全部蛋白质的一半，这样摄入的蛋白质才能满足身体需求。

孕 6 月的准妈妈需要的热量比孕早期要增加 837 千焦（200 千卡）。热量的增加因人而异，仍处在工作岗位上的孕妈妈需要得更多，而不工作也没有其他活动的孕妈妈需要的相对要少些。热量的供应还应根据体重的增长情况进行调整。孕妈妈可不时用红薯、南瓜、芋头等代替部分主食来补充热量。

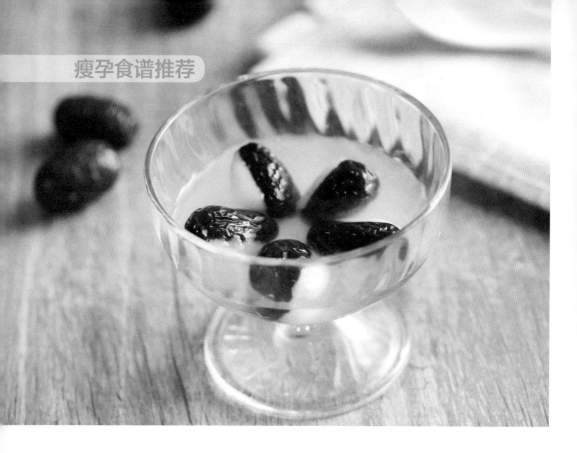

芝麻糯米枣

原料

大枣	30克
糯米粉	85克
熟白芝麻	少许

调料

冰糖	25克

做法

1. 将洗净的大枣切开，去核，待用。

2. 糯米粉中注入适量清水，调成面团，待用。

3. 取部分面团，搓成长条，再分成数段，压扁，制成面片，放入切好的大枣中，制成糯米枣生坯，待用。

4. 锅中注入适量清水烧开，放入冰糖，边煮边搅拌。

5. 倒入生坯，拌匀，用中火煮约3分钟，至食材熟透。

6. 关火后盛出煮好的糯米枣，装入碗中，撒上熟白芝麻即可。

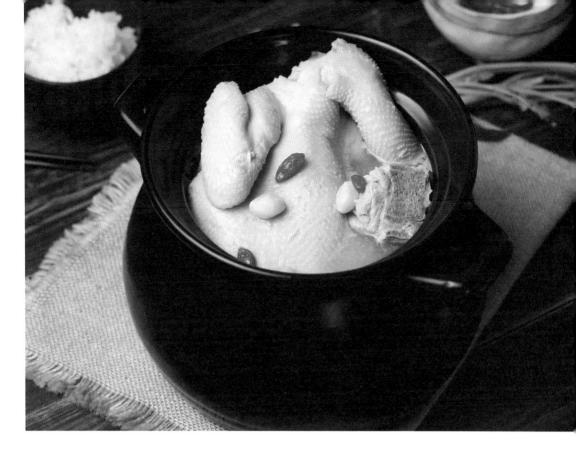

白果炖鸡

原料

鸡肉	100 克
猪骨头	250 克
猪瘦肉	80 克
白果	60 克
葱	10 克
姜	10 克
枸杞	5 克

调料

盐	1 克
胡椒粉	少许

做法

1. 猪瘦肉洗净，切块；姜拍扁。

2. 锅中注水，放入猪骨头、鸡肉和猪瘦肉，加盖，大火煮开。

3. 揭盖，捞起装盘。

4. 砂煲置旺火上，加适量水，放入姜、葱，倒入猪骨头、鸡肉、瘦肉和白果。

5. 加盖，烧开后转小火煲 2 小时。

6. 揭盖，放入盐、胡椒粉、枸杞，挑去葱、姜即可。

黄豆大枣粥

原料

水发大米	350 克
水发黄豆	150 克
大枣	20 克

调料

白糖	适量

做法

1. 砂锅注入适量清水。
2. 倒入泡好的大米，放入黄豆、大枣。
3. 盖上盖，用大火煮开后转小火续煮 40 分钟至食材熟软。
4. 揭盖，加入白糖，拌匀至溶化；关火后盛出煮好的粥，装碗即可。

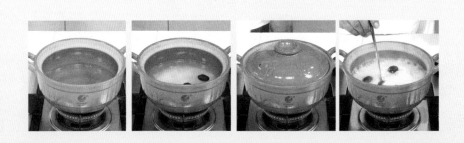

Tips：
本品能为孕妈妈补充足够的蛋白质和铁，避免出现营养不良、缺铁性贫血的现象，而且不会导致肥胖。

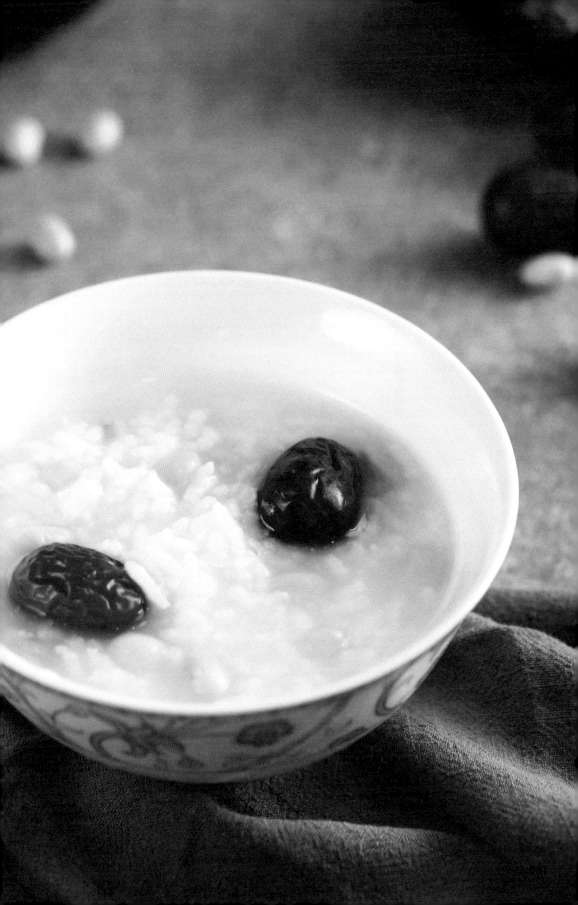

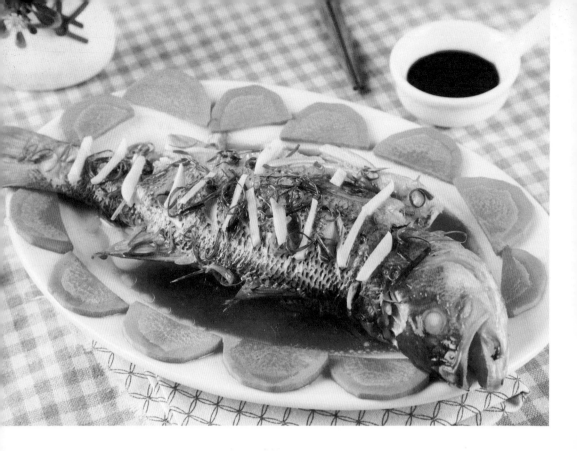

清蒸鲈鱼

原料

鲈鱼	250 克
胡萝卜	20 克
葱叶	10 克
葱白	10 克
姜片	10 克
大蒜	10 克

调料

盐	2 克
料酒	6 毫升
蒸鱼豉油	适量
食用油	适量

做法

1. 处理好的大蒜切丝；姜片、葱白、葱叶均切成丝；胡萝卜去皮，切成片。

2. 处理好的鲈鱼两面划上一字花刀，装入盘中，加盐、料酒，抹匀，腌渍 20 分钟。

3. 在鱼盘边缘摆上胡萝卜片，撒上葱白丝、姜丝，用保鲜膜将盘口包裹封好。

4. 电蒸锅注水烧开，放入鲈鱼，蒸 6 分钟至熟。

5. 取出鲈鱼，去除保鲜膜，拣去葱丝、姜丝，撒上蒜丝、葱丝，待用。

6. 热锅注入适量食用油，烧至八成热，将热油浇在鲈鱼身上，浇上蒸鱼豉油即可。

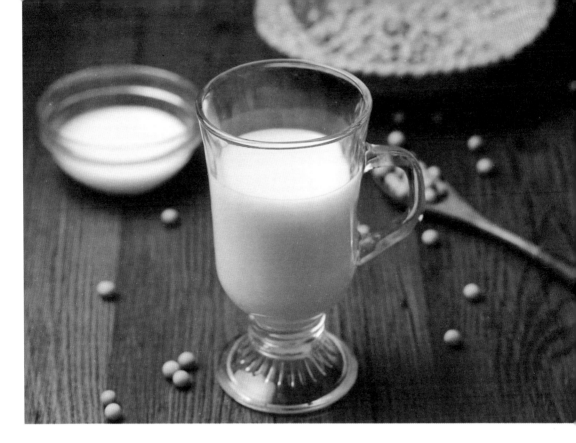

牛奶豆浆

原料

水发黄豆　　　50克
牛奶　　　　　20毫升

做法

1. 将已浸泡8小时的黄豆倒入碗中，注入适量清水，用手搓洗干净。

2. 把洗好的黄豆倒入滤网中，沥干水分。

3. 将黄豆、牛奶倒入豆浆机中，注入适量清水，至水位线即可。

4. 盖上豆浆机机头，选择"五谷"程序，再选择"开始"键，开始打浆。

5. 待豆浆机运转约15分钟，即成豆浆。

6. 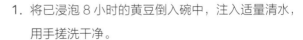将豆浆机断电，取下机头，把煮好的豆浆倒入滤网中，滤取豆浆。

7. 将滤好的豆浆倒入碗中即可。

快乐"孕"动指导

怀孕 6 个月时，由于子宫不断增大，孕妈妈的脊椎骨向后仰，身体重心向前移，所以常常会感到很累。身体比较好的孕妈妈可以通过运动来缓解不适和增加肌肉的力量，比如说散散步、做做健身球体操等。此阶段孕妈妈的运动宜以适度出汗但不过于疲劳为度。另外，由于腹部膨大，孕妈妈做弯腰俯身动作时需要多加注意，选择运动方式时可先咨询妇产科医生，得到许可后再进行。

剪步蹲

这套动作可使孕妈妈在每一次的移动中，都能够加强腿部力量与平衡感，使核心稳定，保持更好的孕期姿态。

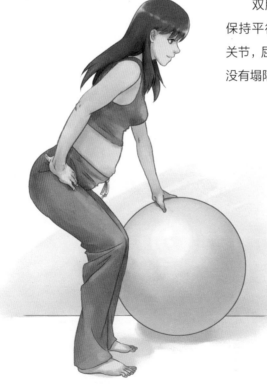

Step1:
双脚分开与髋同宽，脚掌内侧保持平行，左手扶球，右手放于髋关节，屈双膝，背部保持向上延展，没有塌陷。

Step2：

左脚向后打开 90 厘米左右的长度，脚跟抬起，感觉足弓的力量，吸气，拉伸脊椎向上，背部尽量向上立直，可保持双腿伸直或微弯曲。

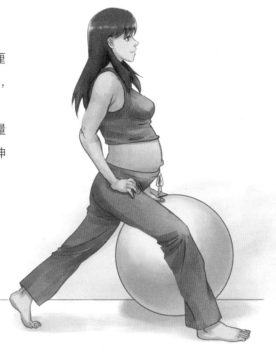

Step3：

呼气，屈双膝向下蹲，两条腿尽量弯曲 90 度，左膝盖不着地，右膝盖停在脚踝的正上方，左手可借助球的支撑稳定身体，不要前倾。吸气时向上站起，球会随着上下的移动有滚动。随着呼吸的节奏，一侧做蹲起 6 ～ 8 次，在最后一次的下蹲当中，可停留 2 组呼吸。做完换腿重复动作。

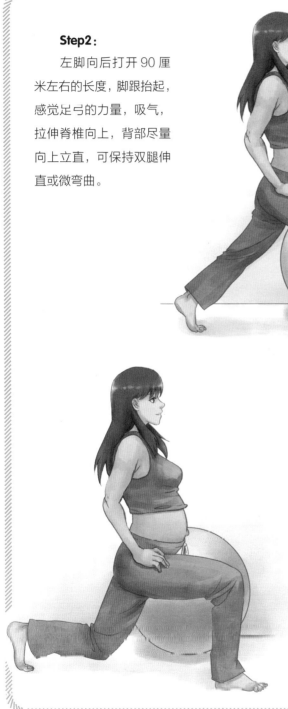

孕7月（25 ~ 28 周）瘦孕指南

到孕7月，因为子宫底的高度上升到肚脐以上，准妈妈会感到肚子相当沉重。此时，孕妈们要合理饮食，并且带着宝宝做些力所能及的运动，以避免妊娠高血压综合征、妊娠糖尿病等妊娠疾病的发生。

瘦孕这样吃

这个月胎儿生长的速度较快，胎儿身体成长、母体细胞修复等都需要蛋白质和能量，因此需多吃主食和蛋肉类食物。与此同时，孕妈妈们会有比较高的妊娠高血压综合征的危险，不宜多吃动物性脂肪，应减少盐分的摄取，忌吃咸菜、咸蛋等高盐分食品。

增加植物油的摄入量

此时，胎儿机体和大脑发育速度加快，对脂质和脂肪酸的需求量增加，必须及时补充。适度增加烹调中所用的植物油，即花生油、大豆油、菜籽油等的量，既可以保证孕中期所需脂质供给，又提供了丰富的必要脂肪酸。应该注意的是，此时，准妈妈们每周体重增加应控制在 300 克左右，不宜超过 500 克。

宜清淡少盐

妊娠7个月时常出现肢体水肿，因此，日常饮食应以清淡为宜，少吃食盐，还要注意合理饮水。水肿明显者，需要严格控制每日食盐的摄入量，限制在 2 ~ 4 克。八角、花椒、桂皮等热性香料易过多消耗肠道水分，使胃肠腺体分泌减少，造成便秘，也要少吃。

不宜大量进补

这一时期，胎儿体积变大，发育的速度也变得越来越快，给妈妈肠胃造成一定的挤压。大量的进补会造成孕妇肠胃的负担，多余的营养素还有可能导致孕妇过度的肥胖，以及造成巨大儿的出现，对母子健康都没有好处。此时，孕妈妈主食最好是粗细搭配，副食则要全面多样、荤素搭配，充分摄取蛋白质，多吃新鲜蔬果，以保证体重合理增加。

养胎这样补

孕 7 月，胎宝宝的生长及孕妈妈的细胞修复等都需要蛋白质和能量，因此，孕妈妈要坚持正确的饮食方式以补充优质的营养。另外，还需额外补充 B 族维生素、卵磷脂、钙等营养素，以保证妈妈和宝宝的健康。

B 族维生素

B 族维生素能帮助色氨酸转换为烟酸，有利于神经传导并减轻情绪波动。对这一时期由于受到孕激素的影响情绪波动比较大的孕妇，补充 B 族维生素是大有裨益的。B 族维生素是个大家族，当某种 B 族维生素被单独摄入时，由于细胞活动增加，对其他维生素的需求跟着增加，各种 B 族维生素的作用相辅相成，需要均衡摄取。在常吃的鸡蛋、牛奶、深绿色蔬菜、谷物等食物中都含有 B 族维生素。

卵磷脂

卵磷脂是细胞膜的组成部分，能够保障大脑细胞膜的健康和大脑的正常运行，保护脑细胞健康发育，是胎儿非常重要的益智营养素。这一时期胎儿脑部快速发育，缺乏卵磷脂，会影响其脑部正常发育，甚至导致其机体发育异常。孕妇则会出现心理紧张、反应迟钝、头昏头痛等症状。含卵磷脂多的食物是蛋黄、大豆、谷物、动物肝脏、腰果等，推荐每日卵磷脂摄取量为 500 毫克。

钙

准妈妈在孕中期会有很多腰腿酸痛、抽筋、关节痛等现象，这些大多都是缺钙所致。在孕 7 月，胎儿的生长速度有非常快，其生长所需的钙质完全来源于母体，准妈妈的钙质消耗量远远大于常人。补钙首先应该从丰富食物种类、均衡饮食结构入手，其次是选择补钙产品。牛奶、奶酪、鸡蛋、豆制品、海带、紫菜、虾皮、芝麻等食物含钙较高。

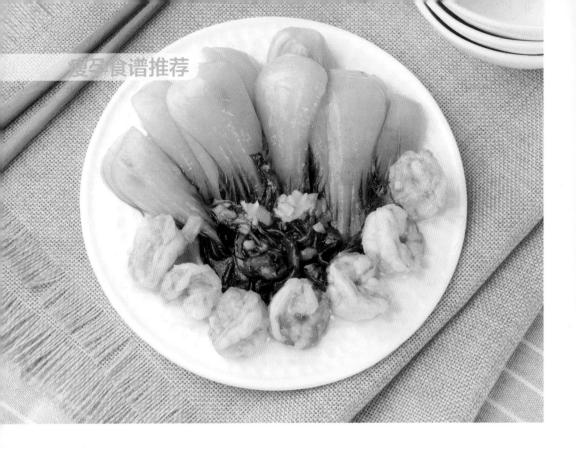

虾仁炒上海青

原料

上海青	150 克
鲜虾仁	40 克
葱段	8 克
姜末	5 克
蒜末	5 克

调料

盐	2 克
鸡粉	1 克
料酒	5 毫升
水淀粉	6 毫升
食用油	适量

做法

1. 将上海青切小瓣，修齐根部；虾仁背部划一刀，装碗。
2. 碗中放入 1 克盐、料酒、3 毫升水淀粉，拌匀，腌渍 5 分钟至入味。
3. 用油起锅，倒入姜末、蒜末、葱段，爆香，放入腌好的虾仁，翻炒数下。
4. 倒入切好的上海青，翻炒约 2 分钟至食材熟透。
5. 加 1 克盐、鸡粉、3 毫升水淀粉，炒匀，关火后盛出即可。

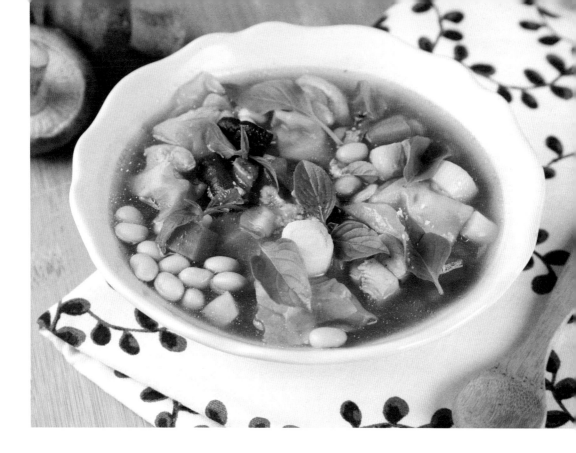

黄豆鸡肉杂蔬汤

原料

鸡肉	50 克
熟黄豆	50 克
包菜	60 克
香菇	15 克
大葱	10 克
胡萝卜片	10 克
芝士粉	2 克

调料

番茄酱	30 克
盐	2 克
胡椒粉	3 克

做法

1. 洗净的包菜切块；大葱切圆丁；香菇去蒂，切十字刀成四块。

2. 洗净的鸡肉切小块，装碗，加 1 克盐、1 克胡椒粉，拌匀，腌渍 5 分钟至入味。

3. 锅中注水烧开，倒入熟黄豆、腌好的鸡肉、胡萝卜片、大葱丁，搅匀，煮约 5 分钟至食材熟软。

4. 倒入香菇块、包菜，倒入番茄酱，搅拌均匀，稍煮片刻。

5. 加 1 克盐、2 克胡椒粉，搅匀调味。

6. 关火后盛出汤品，装碗，撒上芝士粉即可。

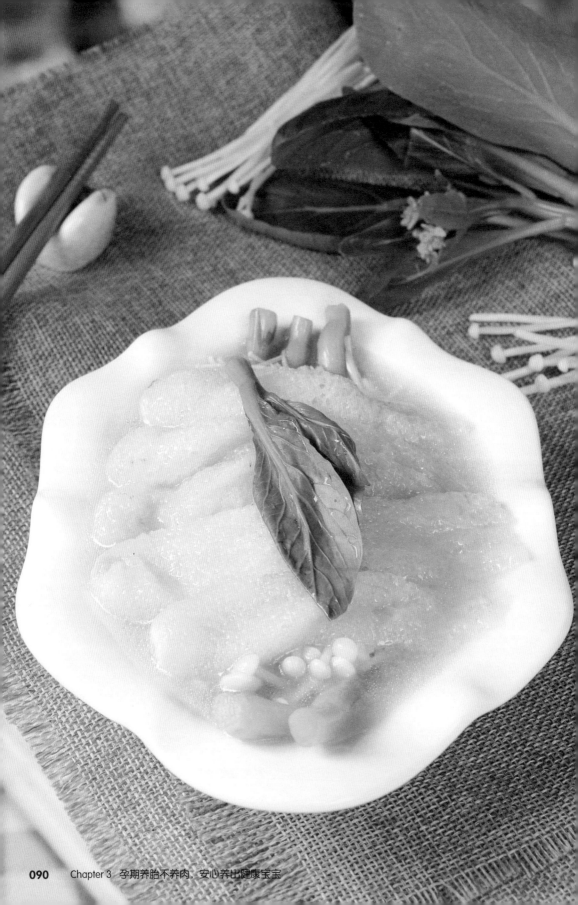

浓汤竹荪扒金针菇

做法

1. 金针菇切去根部，菜心切去根部。

2. 开水锅中放入1克盐、食用油，倒入菜心，焯片刻，捞出。

3. 将竹荪、金针菇分别倒入沸水锅中，焯片刻，捞出；取一个盘，摆上菜心、金针菇、竹荪。

4. 热锅中倒入浓汤，搅匀煮热，加入1克盐、水淀粉、食用油，搅匀勾芡，将芡汁浇在食材上即可。

原料

水发竹荪	20 克
金针菇	230 克
菜心	180 克
浓汤	200 毫升

调料

盐	2 克
水淀粉	4 毫升
食用油	适量

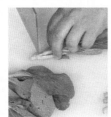 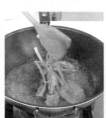 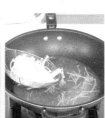 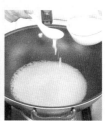

Tips：
本品营养成分较为全面，而且清淡易吸收，对预防便秘、妊娠高血压综合征、妊娠糖尿病均有益。

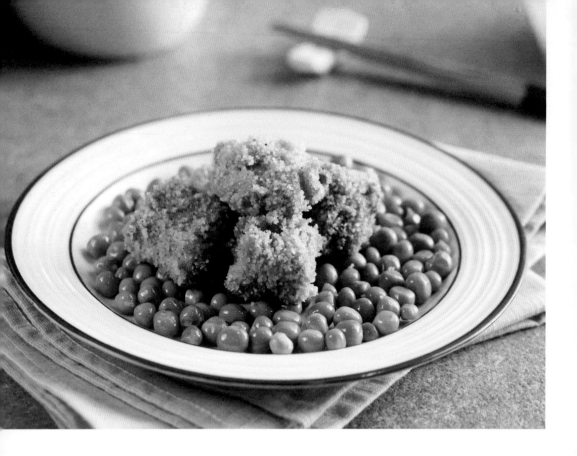

豌豆蒸排骨

原料

排骨段	350 克
豌豆	80 克
蒸肉米粉	50 克
红椒丁	10 克
葱段	5 克

调料

盐	3 克
生抽	4 毫升
料酒	4 毫升

做法

1. 将洗净的排骨段放入碗中，加入料酒、生抽、1 克盐、部分蒸肉米粉，拌匀，放入葱段，拌匀，腌渍一会儿。

2. 另取小碗，放入豌豆、红椒丁，加入 2 克盐、余下的蒸肉米粉，拌匀。

3. 取一蒸碗，倒入腌好的排骨，码好，放入烧开的电蒸锅中，蒸约 20 分钟，至食材熟软。

4. 断电后揭盖，取出蒸碗，稍微冷却后放入拌好的豌豆，做好造型。

5. 把蒸碗放入烧开水的电蒸锅中，蒸约 10 分钟，取出蒸碗即可。

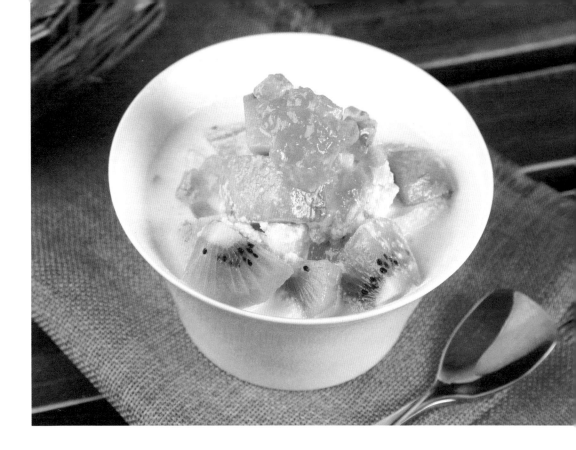

猕猴桃雪梨苹果沙拉

原料

去皮雪梨	30 克
去皮猕猴桃	25 克
稀奶油	30 克

调料

苹果酱	10 克

做法

1. 洗净的雪梨对半切开，去核，再切成小块，待用。
2. 洗净的猕猴桃对半切开，再切成小块，待用。
3. 在备好的碗中放入雪梨块、猕猴桃块。
4. 倒入备好的稀奶油。
5. 最后加入苹果酱，拌匀即可。

快乐"孕"动指导

孕7月较好的户外运动方式是散步。在室外，可以借助太阳光中的紫外线杀菌，在早上散步还可以呼吸新鲜空气。在室内则可以做一些缓和的全身运动，有助于缓解肌肉酸痛，也有利于锻炼孕妈妈的肢体协调性和灵活性，让身体保持在一个相对积极的状态。

另外，由于此时孕妈妈的肚子越来越明显，一些孕妈妈会出现胸闷气短、呼吸不畅的情况，因此运动应以舒服为宜，如果感觉不适应立即停下。

下肢运动

此动作非常和缓，可以使膝关节更加灵活，增强腿部肌肉力量。孕妈妈每天都可以练习。练习时需注意，每次踏上踏板时都要保持步伐缓慢有节奏，抬头站直，保持膝盖放松。

Step1：

备好一块踏板，靠近站立，双手置于髋部，由左髋骨带动身体，把右脚放在踏板上。

Step2：

收紧骨盆，收缩腹肌，用右脚站上踏板；保持髋骨在水平位置，身体略向前倾；挺胸，肩部放松下垂。

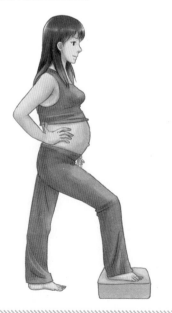
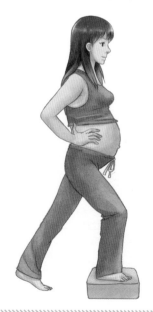

Step3：

　保持背部和胸部挺直，收紧骨盆，左脚随右脚站上踏板。

Step4：

　右脚先从踏板下来，然后把左脚收下来与右脚并拢。再出左脚重复以上动作。

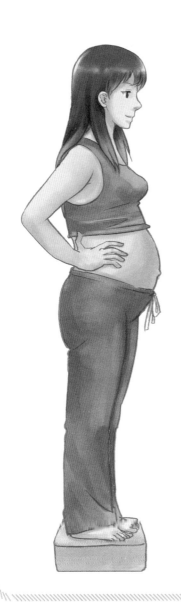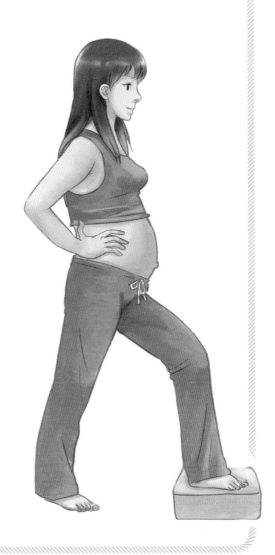

孕 8 月（29 ~ 32 周）瘦孕指南

8 个月的胎儿身体长得特别快，孕妈妈体重也会增长较快，不过如果每周超过 500 克，则需要适当控制，否则会使宝宝过大，影响顺产。另外，变大的子宫会挤压孕妈妈的胃和心脏，因此饮食和运动也要格外注意。

瘦孕这样吃

这个时期，母体基础代谢率达到了最高峰，胎儿生长速度也达到最高峰。在充分保证准妈妈的营养需要的同时，注意不要大鱼大肉，避免过量进补，以免体重增长过快。吃对了食物，在这个阶段一样可以又补身体又苗条。

均衡营养，按需摄取

这个月的孕妈妈们每天需要糖类 400 克左右，脂肪 60 克，理想的蛋白质摄入量为 75 ~ 100 克。但是多数妈妈这一时期没有什么胃口，进食后还容易产生不适感，建议少吃多餐，每天进食 5 ~ 6 餐。并且可以按照自己的口味吃一些易消化的养胃汤和菜。每天喝 2 杯牛奶来补钙，摄入鱼、虾、鸡肉、鸡蛋和豆制品以补充蛋白质；并进食适量的玉米油、芝麻油、葵花子油或玉米、花生、芝麻来补充必需的亚油酸。

不吃生的凉拌菜

这个时期容易食欲不振，有的妈妈会选择吃点凉菜开胃，但如果吃太多生冷的食物，容易引起胃肠血管急剧收缩，导致腹中胎儿躁动不安。因此，凉拌蔬菜最好不要生吃，就算吃也应先用沸水汆烫，捞起后再用橄榄油或芝麻油拌，不但卫生，对营养吸收也很有好处。

控制能量摄入

此时准妈妈热量的供给量与孕中期相同，不需要补充过多，尤其在进入孕 8 月之后，要适当限制饱和脂肪和糖类的摄取量，以免胎儿过大，影响准妈妈顺利分娩。所以，这一阶段，可以在孕中期基础上，适当限制糖类和脂肪的摄入，增加蛋白质、必需脂肪酸的摄入量，也就是减少米、面等主食的量，控制能量摄入。

养胎这样补

随着胎儿在肚子里日渐长大，既要保证自身的能量供给，也要满足胎宝宝的营养需求，孕妈妈需要的营养会越来越多。除了要保证足够的热量供给，还需重点补充 α-亚麻酸、糖类、蛋白质、铁及多种维生素。

α-亚麻酸

在怀孕的最后 3 个月，孕妈妈体内会产生两种和 DHA 生成有关的酶。在这两种酶的作用下，胎儿的肝脏可利用母体血液中的 α-亚麻酸来生成 DHA，帮助发育完善大脑及视网膜。含有这种 α-亚麻酸的食物，典型的有核桃，孕妈妈们可以每天吃 2 ~ 5 个核桃，这样既能满足营养需要，又不会摄入过多的油脂。另外，还可以从亚麻子油中摄取这种营养物质。

维生素

孕晚期需要充足的水溶性维生素，尤其是硫胺素，如果缺乏则会导致呕吐、倦怠，并且在分娩时子宫收缩乏力，导致产程延缓。值得注意的是，如果补充过量的维生素，则可能带来一些麻烦。例如，维生素 B_6 在怀孕 20 周后需要量增加，但是孕妇过量或长期服用维生素 B_6 会使胎儿对其产生依赖性，称之为"维生素 B_6 依赖症"。如果诊治不及时，将会留下智力低下的后遗症。

铁

孕期铁需要量增高主要是准妈妈自身的需要，此时需要储备相当数量的铁，以补偿分娩时失血造成的损失。另外，胎儿生长发育过程中制造血液和肌肉组织，也需要铁的参与，还要在肝脏内存储一定量的铁，以备出生之后的消耗。因为无论母乳还是牛乳，含铁量均很少，产后半年婴儿基本消耗自己存储的铁。准妈妈每天应摄入 28 毫克的铁，且应多摄入来自于动物性食品的血色素型的铁。准妈妈应该多吃奶类、鱼类和豆制品，最好将小鱼炸后或者用醋泡酥后连骨头一起吃。还有食用排骨汤、虾皮、动物肝脏和血液等，也可以起到很好的补铁效果。

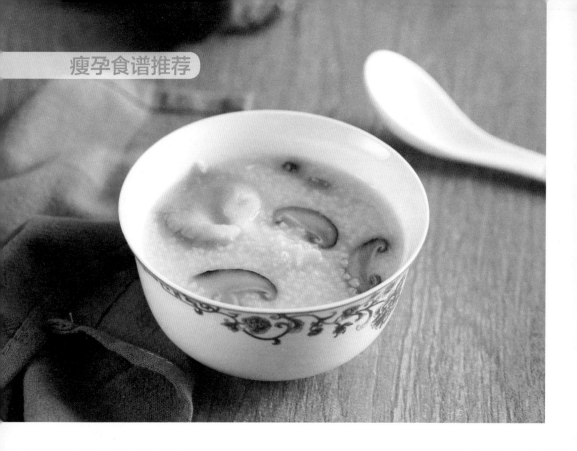

杂菇小米粥

原料

平菇	50 克
香菇干	20 克
小米	80 克

调料

盐	2 克
鸡粉	2 克
食用油	5 毫升

做法

1. 砂锅中注水烧开，倒入泡好的小米，加入食用油，拌匀。

2. 盖上盖，用大火煮开后转小火续煮 30 分钟至小米熟软。

3. 揭盖，倒入洗净切好的平菇、香菇，拌匀。

4. 盖上盖，用大火煮开后转小火续煮 10 分钟至食材入味。

5. 揭盖，加入盐、鸡粉，拌匀。

6. 关火后盛出煮好的粥，装碗即可。

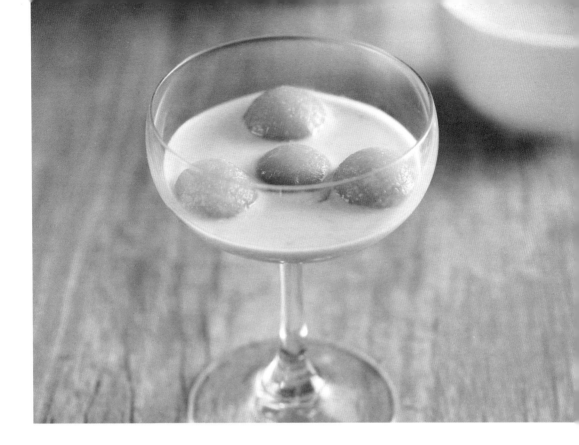

豆奶南瓜球

原料

黑豆粉	150 克
南瓜	300 克
牛奶	200 毫升

调料

白糖	适量

做法

1. 洗净去皮的南瓜去瓤，用挖球器挖成球状，备用。

2. 砂锅中注入适量清水，倒入南瓜球，盖上盖，用大火煮约 20 分钟至其熟软。

3. 揭盖，捞出南瓜球，装入盘中。

4. 将牛奶倒入砂锅中，用中火烧热，倒入黑豆粉，搅拌均匀，至其煮化。

5. 盖上盖，续煮 20 分钟；揭盖，加入白糖，搅拌至溶化。

6. 关火后将煮好的豆奶盛入碗中，倒入南瓜球即可。

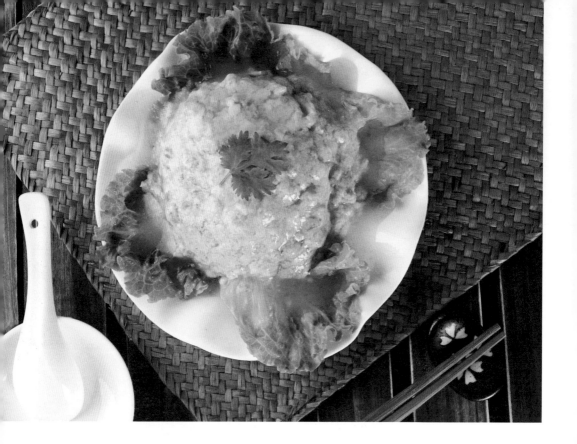

清蒸豆腐圆子

原料

豆腐	250 克
猪肉末	100 克
生菜	3 片
生粉	20 克
葱花	少许
姜末	少许
香菜	少许

调料

盐、鸡粉	各 2 克
生抽	3 毫升
芝麻油	3 毫升
水淀粉	适量

做法

1. 洗净的豆腐装碗，搅碎，放入猪肉末、姜末、葱花。
2. 加入 1 克盐、生抽，倒入生粉，拌成馅料。
3. 将拌好的馅料稍稍揉成圆子生坯，放入烧开的电蒸锅中，蒸 15 分钟至熟。
4. 取出蒸好的圆子，摆放在装有生菜的盘中。
5. 锅置火上，注入适量清水烧热，加 1 克盐、鸡粉，拌匀，用水淀粉勾芡。
6. 加入芝麻油，搅匀增香，制成酱汁。
7. 关火后将酱汁浇在圆子上，放上洗净的香菜即可。

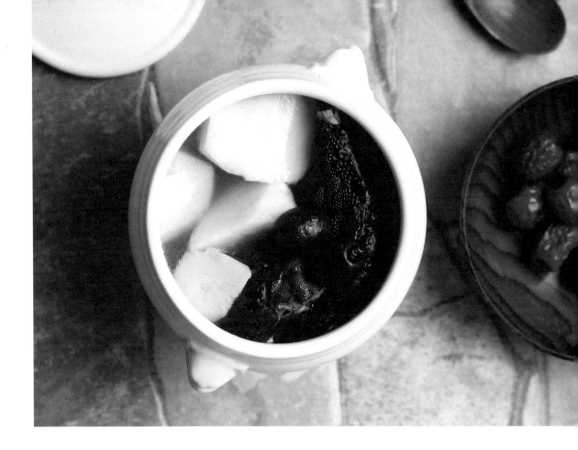

乌鸡山药汤

原料

乌鸡	300 克
山药	100 克
大枣	4 克
姜片	少许

调料

盐	适量
鸡粉	适量
料酒	适量

做法

1. 将已去皮洗净的山药切开，切成块；乌鸡洗净，斩成块。

2. 锅中注入适量清水烧开，倒入乌鸡块拌匀，余约 3 分钟至断生，捞出乌鸡块，用清水洗净。

3. 锅中另加清水烧开，放入姜片、大枣，倒入焯水后的乌鸡块。

4. 加入切好的山药，淋入料酒煮沸。

5. 将锅中的材料转至砂煲中，加盖，大火烧开后调小火炖约 1 小时。

6. 揭盖，加入盐、鸡粉，拌匀调味，略煮片刻后端下砂煲即可。

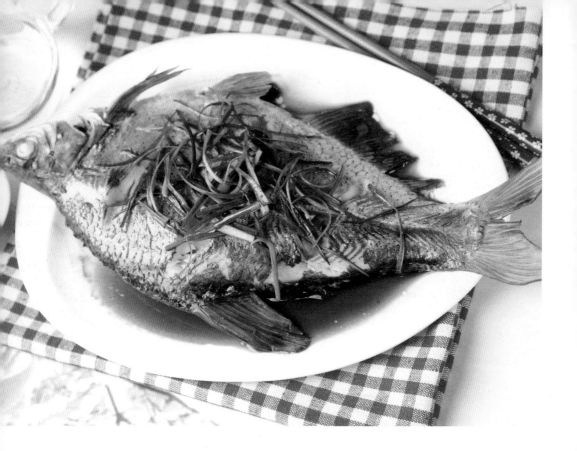

葱香清蒸武昌鱼

原料

武昌鱼	400克
葱丝	15克
姜片	8克

调料

蒸鱼豉油	10毫升
盐	2克
料酒	8毫升
食用油	适量

做法

1. 处理好的武昌鱼两面划上一字花刀。

2. 在鱼的两面均匀抹上盐,淋上4毫升料酒,涂抹均匀。

3. 备好一个盘,盘中交叉摆上一双筷子,放上两片姜。

4. 将武昌鱼摆放上去,再放入4毫升料酒、姜片,腌渍5分钟。

5. 电蒸锅烧开上气,放入武昌鱼,蒸10分钟,取出鱼,拣去姜片,铺上葱丝。

6. 热锅注油烧至八成热,将热油淋在武昌鱼上,淋入蒸鱼豉油即可。

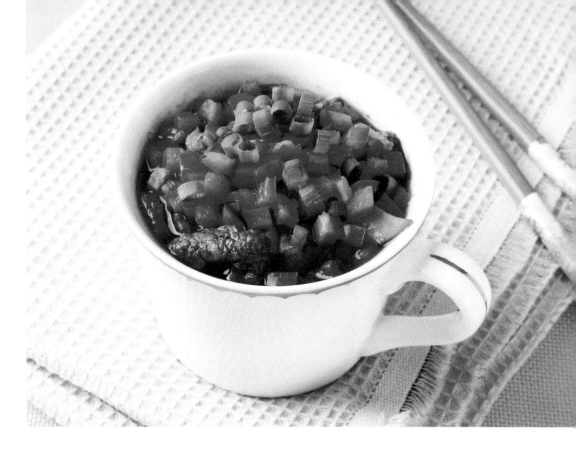

清蒸牛肉

原料

牛肉	160 克
红椒粒	20 克
姜片	4 克
葱花	2 克

调料

生抽	适量
五香粉	适量
生粉	适量

做法

1. 洗净的牛肉对半切开，再切片。

2. 牛肉装入碗中，放入生抽、五香粉、生粉、姜片，拌匀，腌渍 10 分钟。

3. 取出备好的马克杯，放入腌渍好的牛肉，倒入红椒粒，盖上保鲜膜，待用。

4. 电蒸锅注水烧开，放入食材，盖上盖，蒸 10 分钟。

5. 揭盖，将食材取出，揭开保鲜膜，撒上葱花即可。

快乐"孕"动指导

进入孕8月，孕妈妈的体重持续增加，身体负担加重。这一时期，孕妈妈依然要保持适当的运动，为将来的顺利分娩打下良好的基础。由于腹部膨大，这时候的运动第一要注意的就是安全，切不可勉强自己，或者过度疲劳，既要对自己分娩有好处，又要有利于宝宝身体健康。可以选择一些平躺或坐着的轻松动作，一边锻炼一边放松身心。

直立摆动

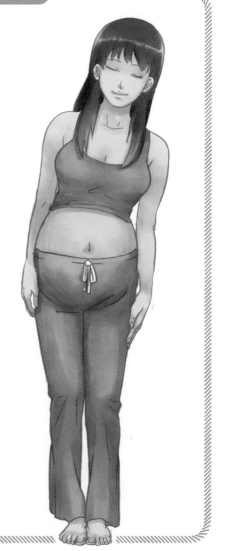

这个动作可以让孕妈妈放松身心，保持心情愉悦，缓解孕期疲劳和睡眠不佳的情况，而且简单易做，不会给孕妈妈的身体造成负担，孕8月的妈妈每天都能做。

动作要领：

双脚并拢站立，两脚大拇指、脚跟和脚踝互相接触，闭上眼睛，收紧大腿和臀部肌肉。身体向左右摆动，想象自己是双脚扎根在土里的植物，不断生长。保持这个姿势数秒后回正。

Step1：

平躺，吸气时双腿并拢。

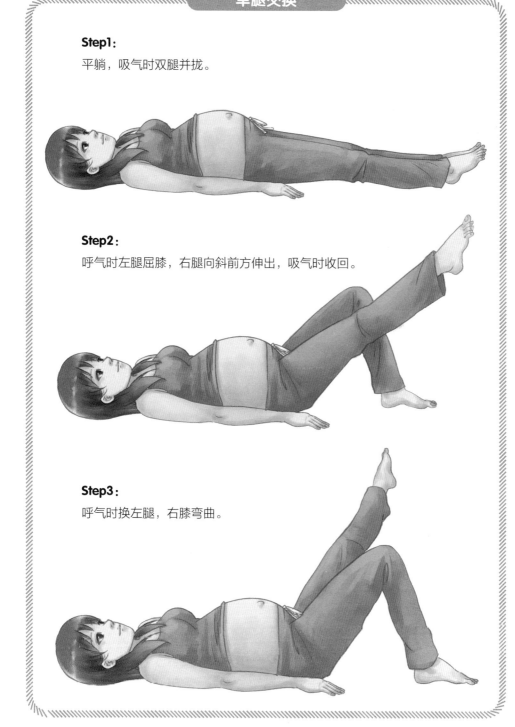

Step2：

呼气时左腿屈膝，右腿向斜前方伸出，吸气时收回。

Step3：

呼气时换左腿，右膝弯曲。

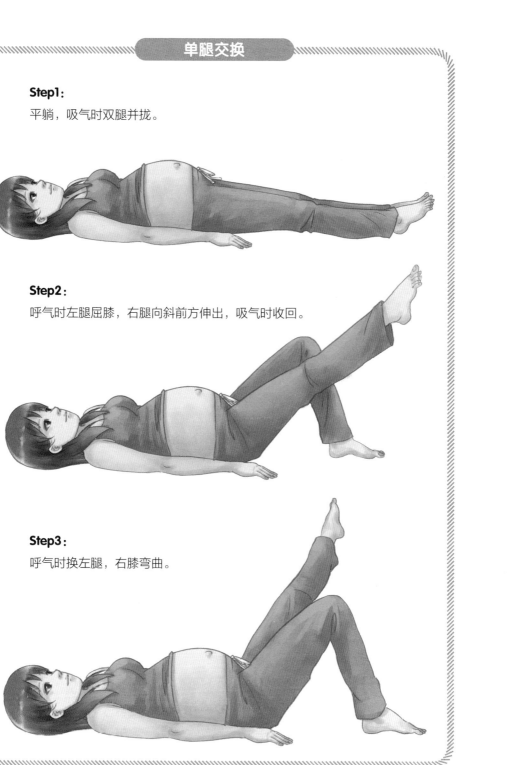

孕9月（33 ～ 36 周）瘦孕指南

怀孕第9个月，这时候妈妈的体重激增，活动变得笨拙，准妈妈们需要留意过胖和便秘的情况，可以用更加频繁的少吃多餐来解决这个问题。妊娠末期在运动的时候严禁用力过度，否则容易引起早期破水，造成早产。

瘦孕这样吃

为了保证准妈妈后期的合理营养，这个月需要按照自己的需求来调配饮食。一方面为自身提供足够的能量，为分娩做准备；另一方面还要保证胎儿的营养需求，使胎儿保持一个适当的出生体重。准妈妈本人既不要超重，营养也要跟上。

用香蕉补充能量

孕妈妈们在怀孕晚期由于肚子越来越大，需要大量的能量，香蕉能快速补充能量，其中的糖可以非常迅速地转化为葡萄糖，立即被人体吸收，不失为一种快速的能量来源。而其中富含的镁，还有消除疲劳的效果。

香蕉可以放进麦片粥里，也可以和牛奶、全麦面包一起做早餐。加餐时多吃1根香蕉，不仅补充能量，还会令孕妈妈开启快乐的一天。

适量食糖

糖是人体不可缺少的物质，它能够为孕妈妈和胎儿提供足够的能量。在怀孕期间，因为胎盘对糖有过滤作用，胎儿的血糖含量比母体低三倍。如果孕妇摄糖不足，胎儿就会低血糖。所以，孕妈妈应该适当吃一些含糖丰富的食物，同时为保证营养均衡，在设计食谱时，要选择那些既含糖也含蛋白质、脂类的食物，避免单纯地从巧克力或含糖高的饮料中获取糖。

适当吃些零食

孕妈妈还可以适当吃些零食。因为吃零食会将一种美好松弛的感受传递到大脑中枢，有利于缓解紧张的情绪，减轻内心的焦虑。尤其是临近分娩，孕妈妈难免会感到紧张甚至恐惧，可以试着通过吃坚果、饼干等零食来缓解压力与不安。

这个月已经是怀孕后期，孕妈妈胃部能容纳食物的空间不多，所以一来不要一次性大量吃进食物，二来吃对食物，补充好关键营养素也很重要。同时，还要继续控制盐的摄入量，以减轻水肿引起的不适。

维生素 K

维生素 K 是"止血功臣"，可参与一些凝血因子的合成，有防止出血的作用。另外，它也是影响骨骼和肾脏组织形成的必要物质。如果孕妈妈维生素 K 吸收不足，血液中凝血酶原减少，易引起凝血障碍，发生出血症。孕妈妈体内凝血酶低下，生产时易发生大出血，胎儿也容易发生出血问题。所以，孕妈妈们应该注意摄取富含维生素 K 的食物，以预防产后新生儿因维生素 K 缺乏而引起的颅内、消化道出血等问题。预产期前一个月，尤其要注意每天多吃富含维生素 K 的食物，如菜花、白菜、菠菜、西蓝花、莴苣、奶酪、动物肝脏、谷类等，必要时可在医生的指导下适量服用维生素 K 补充剂。

维生素 B_2

维生素 B_2 也称核黄素，有助于机体对蛋白质、脂肪和糖类的代谢，还参与红细胞的形成，有助于铁的吸收以及维生素 B_6 的代谢。铁元素的吸收、存储和运转被妨碍，容易造成缺铁性贫血，影响胎儿的生长。孕妈妈维生素 B_2 每天的供给量是 1.7 毫克。以下食物中含维生素 B_2 比较多：谷物、动物肝脏、鸡蛋、牛奶、豆类、上海青、菠菜、青蒜等。

锌

锌元素可以在分娩时促进子宫收缩，使子宫产生强大的收缩力，将胎儿推出子宫。孕妈妈最好在孕 9 月就开始适当摄入含锌食物，到分娩时就可以动用体内的锌储备了。动物性食物中含锌量最高，如瘦肉、猪肝、蛋黄、鱼肉等。海产品中尤其是牡蛎的含锌量也很高。植物性食物中花生、芝麻、大豆、核桃、粗面粉等也是锌元素的可靠来源。

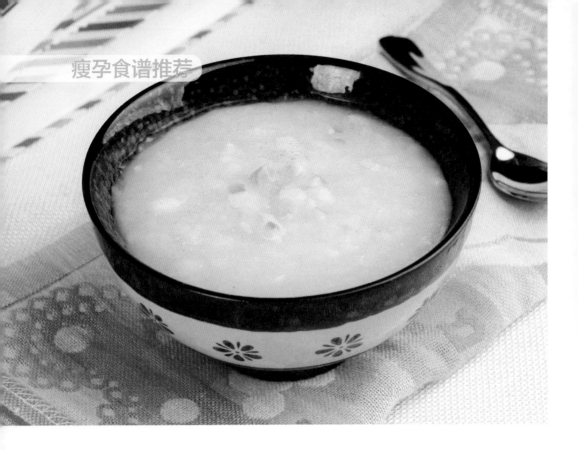

秀珍菇粥

原料

秀珍菇	45 克
糯米粉	78 克

做法

1. 洗净的秀珍菇切丝，再切碎。
2. 往糯米粉中注入适量的清水，搅拌匀，待用。
3. 奶锅中注入适量的清水烧热，倒入秀珍菇，稍稍搅拌片刻。
4. 煮沸后倒入糯米糊，搅拌均匀，再持续搅拌，煮至黏稠。
5. 关火后将煮好的食材盛出，装入碗中即可。

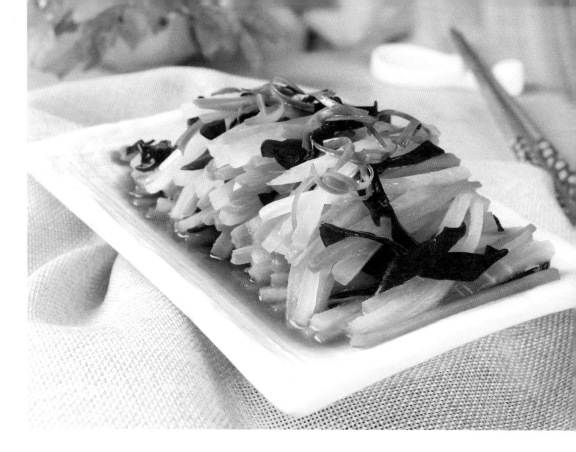

蒸三丝

原料

白萝卜	200克
胡萝卜	190克
水发木耳	100克
葱丝	少许

调料

盐	2克
鸡粉	2克
水淀粉	4毫升
生抽	5毫升
食用油	适量

做法

1. 洗净去皮的白萝卜、胡萝卜分别切丝；泡发好的木耳切成丝。

2. 开水锅中倒入白萝卜丝，汆至断生，捞出。

3. 锅中再倒入胡萝卜丝，汆片刻，捞出，再倒入木耳丝，煮至断生，捞出待用。

4. 取一个碗，倒入汆好的食材，加入盐、鸡粉、水淀粉，搅匀调味，将食材倒入蒸盘中。

5. 蒸锅注水烧开，放入蒸盘，盖上锅盖，大火蒸5分钟至入味。

6. 掀开锅盖，取出三丝，放上备好的葱丝。

7. 热锅注油，烧至七成热，将热油、生抽浇在三丝上即可。

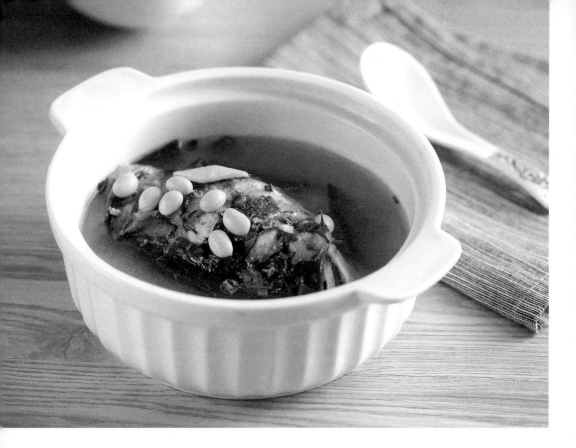

海带黄豆鱼头汤

原料

鲢鱼头	200 克
海带	70 克
水发黄豆	100 克
姜片	少许
葱花	少许

调料

盐	2 克
鸡粉	2 克
料酒	5 毫升
胡椒粉	适量
食用油	适量

做法

1. 将洗净的海带切成小块。

2. 用油起锅，放入姜片、鲢鱼头，煎至鱼头呈焦黄色，盛出待用。

3. 砂锅中注水烧开，放入黄豆、海带，淋入料酒。

4. 盖上盖，用大火烧开后转小火炖 20 分钟，至食材熟透。

5. 揭盖，放入煎好的鱼头，用小火煮 15 分钟，至食材熟烂。

6. 加入盐、鸡粉、胡椒粉，用勺搅匀调味。

7. 取下砂锅，放入葱花即可。

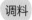

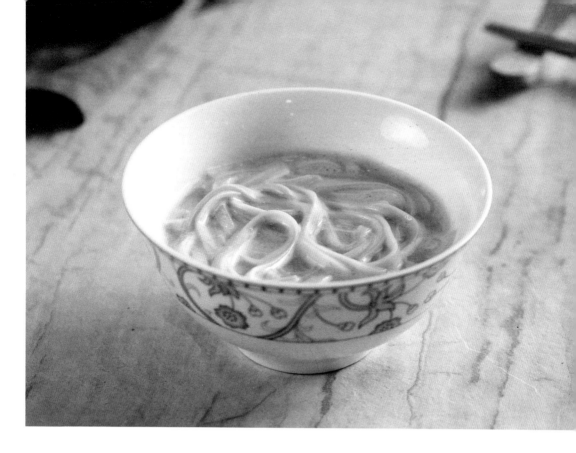

黑芝麻豆奶面

原料

面条	120 克
豆奶	150 毫升
水发芸豆	70 克
黑芝麻	30 克

做法

1. 锅中注入适量清水烧开，倒入泡发好的芸豆，盖上盖，大火煮开后转小火煮 10 分钟。
2. 掀开锅盖，将芸豆捞出，沥干水分，放凉。
3. 另起锅注水烧开，倒入面条，搅拌片刻，煮至熟，捞出面条，装碗待用。
4. 备好榨汁机，倒入芸豆、黑芝麻、豆奶，盖上盖，启动机子开始榨汁，将食材打碎。
5. 揭开盖，将榨好的豆汁倒入碗中，再倒入面条内，食用前拌匀即可。

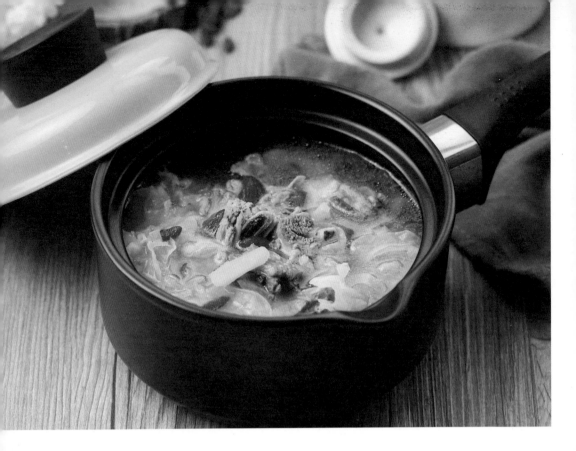

银耳鸭汤

原料

鸭肉	450 克
水发银耳	100 克
姜片	25 克
枸杞	10 克

调料

盐	3 克
鸡粉	2 克
料酒	适量
食用油	适量

做法

1. 洗净的银耳切去黄色根部，再切成小块；洗好的鸭肉斩成小块。

2. 开水锅中倒入鸭肉块，汆去血水，捞去浮沫，将鸭块捞出，待用。

3. 用油起锅，放入姜片，爆香，倒入鸭块，炒匀，淋入料酒，炒香，倒入适量清水，盖上盖，用大火加热煮沸。

4. 揭盖，捞去浮沫，放入洗净的枸杞，将锅中材料转到砂锅中。

5. 把砂锅置于旺火上，放入银耳，盖上盖，烧开后，用小火炖 30 分钟至熟。

6. 揭盖，加鸡粉、盐，拌匀调味；关火，取下砂锅即可。

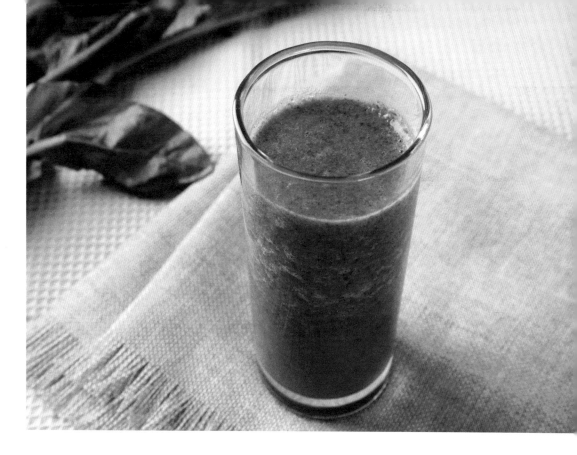

菠菜香蕉牛奶汁

原料

菠菜	50 克
香蕉	40 克
牛奶	180 毫升

做法

1. 洗净的菠菜切去根部，改切成段。

2. 香蕉去皮，对半切开，切成厚片，待用。

3. 取榨汁机，往榨汁杯中倒入香蕉、菠菜、牛奶。

4. 加盖，将榨汁杯安装在榨汁机底座上，开始榨汁，榨约 1 分钟。

5. 揭盖，将榨好的汁倒入杯中即可。

快乐"孕"动指导

到了孕9月，孕妈妈的身体已经非常笨重了，宝宝随时可能出生，所以，孕妈妈在日常生活中要格外小心，避免腹部受到外力压迫。在运动时，更加要小心，尽量避免做以前从未做过的大幅度动作或者剧烈运动。可以适当做些拉伸、扭转，以缓解孕晚期的肌肉酸痛。

盘坐冥想

这是一款简单的瑜伽坐式动作，用它来做冥想非常适合待产妈妈们的放松。

动作要领：

双腿交叉，左脚压在右腿下方，右脚压在左腿下方。挺直脊背，收紧下巴。深呼吸，闭上双眼冥想片刻。睁开眼，双手向前放在膝盖前方。

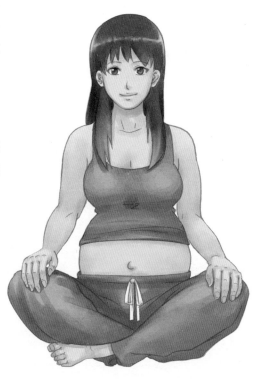

Tips：

在做冥想时，心中不要有任何生活的的杂念，应一心一意练习，有利于排解分娩前的压力。

此动作可以缓解胀气和便秘，强健胸椎和腰椎，消除僵硬和疼痛。

Step1：

双手双膝支撑身体，双膝并拢，瑜伽垫放在右侧臀部下方，双脚放在身体左侧，向后坐在瑜伽垫上，右脚在下，脚心向上。左脚的脚踝放在右脚心上方，保持双脚向下推地面的力量。身体向上立高，同时沉左侧坐骨向下，准备一个瑜伽砖在身体后面（准爸爸可以立于妈妈后侧，支撑保护妈妈）；吸气手臂向上伸展。

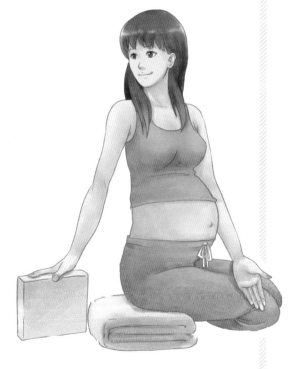

Step2：

呼气，身体向右侧扭转，双手分别放在右腿大腿外侧和身体后侧的瑜伽砖上。再次吸气，双手找到腿和瑜伽砖的力量，使脊椎上提，呼气，带动身体向后扭转，双肩放松，胸腔上提，颈部尽可能扭转向后。保持 5 ～ 8 个呼吸后随吸气收回。换另外一侧。

孕 10 月（37 ~ 40 周）瘦孕指南

怀孕的第 10 个月，胎儿的生长发育已基本成熟，即将临盆，孕妈妈也应该为生产做好准备。此时，对于孕妈妈来说，最重要的就是饮食要有规律，情绪要稳定，以迎接宝宝的到来。

瘦孕这样吃

怀胎十月，孕妈妈们终于等到"收获"的时候了，很多妈妈为此既激动又害怕，甚至更紧张了。不论出现何种状况，孕妈妈都要坚持健康的饮食习惯，补充营养，为生产积累力量。同时，还需充分了解产前、产程中的一些饮食注意事项。

继续坚持少吃多餐

孕晚期，有些孕妈妈会感觉胃口大开，但也有不少孕妈妈胃口变得差了，当出现这些情况时，都应坚持少吃多餐。孕早期少吃多餐是为了补充足够的营养，而此时由于宝宝的日渐长大，子宫的扩张使得孕妈妈的胃被压缩，不能一次摄入过多食物，但为了保证营养的供应，必需摄入足够的食物。因此应继续坚持少吃多餐。

不要大量饮水

孕晚期，孕妈妈要坚持科学饮水，这时一般会感觉特别容易口渴，这是很正常的现象。孕妈妈要合理补水，以不感到口渴为宜，不能大量大口地喝水，否则会影响进食，并增加肾脏负担，对即将分娩的宝宝不利。

适当吃些有助于生产的食物

临近生产，不管孕妈妈胃口好不好，都要注意合理饮食，使营养均衡，并适当吃些有助于生产的食物，比如坚果、巧克力等。这些食物可为孕妈妈在产前增加体力，以便应付随时可能来临的分娩。

不要大量进补

产前不宜大量进补。这时如果大量进补，可能会造成营养过剩，引起孕妈妈肥胖，进而导致糖尿病、高血压病的发生；还可使胎儿过大，甚至发育异常。胎儿过大很容易造成难产，引起产妇产后大出血。

养胎这样补

最后一个月的营养供应不仅要满足宝宝生长发育的需要，还要满足自身因子宫和乳房增大、血容量增多及其他内脏器官变化所需求的营养。为此，孕妈妈的膳食应多样化，保证营养素和热量的供给。

铁

铁的补充可贯穿整个孕期，而且越是接近临产，就越应多补充铁元素。这是因为除了宝宝自身需要储存一定量的铁之外，孕妈妈在生产过程也会失血，因此补充铁是非常有必要的。这时期补铁主要从食物中获得即可，可适当摄入铁含量高的食物，也可吃些含维生素 C 的蔬果，以促进铁元素的吸收。

糖类

糖类是孕妈妈不可缺少的营养物质，能够为产前的孕妇提供能量。孕10 月，适当补充糖分，可为分娩时提供大量的体能。所以为了孕妇能够更加顺利的生产，孕妇应该保证每天 500 克左右的糖类供给，但也不能过量，否则易使血糖升高。

维生素 B₁

相对于孕期要补充的其他维生素而言，维生素 B_1 的补充在这个月里显得尤为重要。因为这个月孕妈妈身体压力很大，如果维生素 B_1 不足，会使孕妈妈产生呕吐、倦怠、体乏等状况，还会影响分娩时子宫的收缩，使产程延长，甚至出现分娩困难的情况。日常饮食中可适当多吃些牛奶、猪瘦肉、花生及粗粮等。

铜

此时需要的铜元素虽不如孕早期多，但也十分重要。补充铜可减少胎膜的危害，并有利于胎儿大脑的发育。同时，宝宝骨骼的强壮、心肌的收缩，以及红细胞、白细胞的成熟都需要充足的铜，如果缺乏就会影响身体机能的正常运转。孕 10 月可通过吃一些坚果类、豆类及蔬菜、动物肝脏、鱼类等补充铜元素。

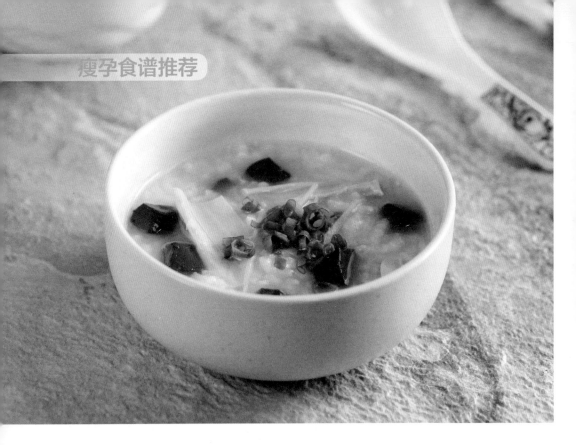

猪血腐竹粥

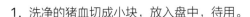

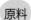
原料

猪血	300 克
水发腐竹	120 克
水发大米	180 克
姜丝	少许
葱花	少许

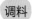
调料

盐	3 克
鸡粉	少许
胡椒粉	少许
芝麻油	4 毫升
食用油	适量

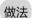
做法

1. 洗净的猪血切成小块，放入盘中，待用。

2. 砂锅中注水烧开，倒入洗净的大米，拌匀，淋入少许食用油，拌匀，倒入腐竹。

3. 盖上盖，煮沸后用小火煮约 30 分钟至大米熟软。

4. 揭开盖，撒上姜丝，倒入切好的猪血，搅拌几下，煮沸后再煮约 4 分钟至食材熟透。

5. 加入盐、鸡粉、胡椒粉、芝麻油，拌煮至食材入味。

6. 关火后盛出煮好的粥，放入碗中，撒上葱花即成。

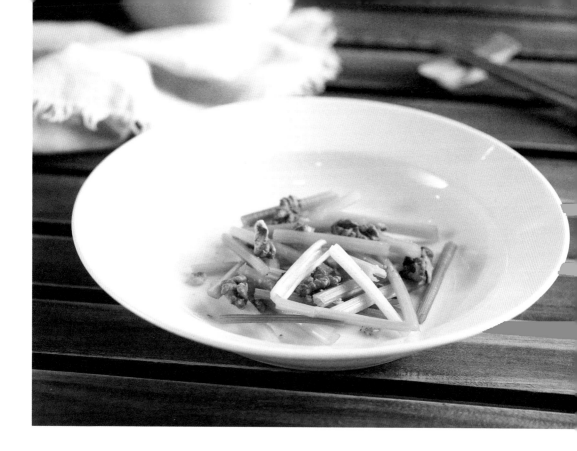

橄榄油芹菜拌核桃仁

原料

芹菜	300 克
核桃仁	35 克

调料

盐	3 克
鸡粉	2 克
橄榄油	10 毫升

做法

1. 将洗净的芹菜切长段，备好的核桃仁拍碎，待用。

2. 煎锅置火上烧热，倒入核桃碎，用中小火炒出香味，关火后盛出，待用。

3. 开水锅中倒入芹菜段，拌匀，焯约 1 分钟 30 秒，至食材断生后捞出，沥干待用。

4. 取一大碗，放入焯熟的芹菜段，加入橄榄油、盐、鸡粉，搅拌匀，撒上核桃碎，快速搅拌一会儿，至食材入味。

5. 将拌好的菜肴盛入盘中，摆好盘即成。

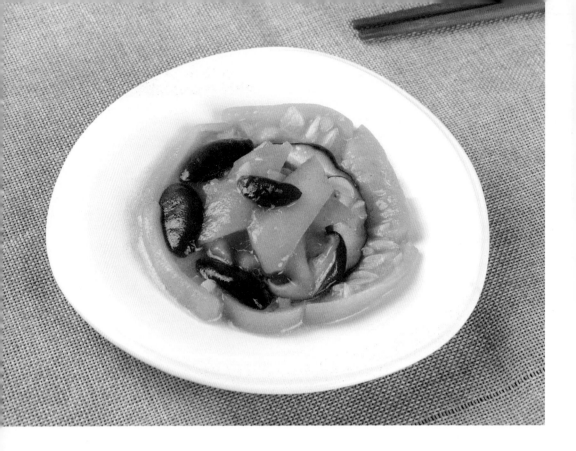

鲜香菇烩丝瓜

原料

丝瓜	250 克
香菇	15 克
姜片	少许

调料

盐	1 克
水淀粉	5 毫升
芝麻油	5 毫升
食用油	适量

做法

1. 洗净的丝瓜切成两段，去皮，每段再对半切开，斜刀切成小段，改刀切片。

2. 备好的姜片切粒；洗好的香菇去柄，切片，待用。

3. 沸水锅中倒入切好的香菇片、丝瓜片，汆约 1 分钟至断生，捞出待用。

4. 用油起锅，放入姜粒，爆香，倒入香菇片、丝瓜片，翻炒数下，注入清水至没过锅底，搅匀。

5. 加入盐，拌匀调味，用水淀粉勾芡，淋入芝麻油，炒匀提香。

6. 关火后盛出菜肴，装盘即可。

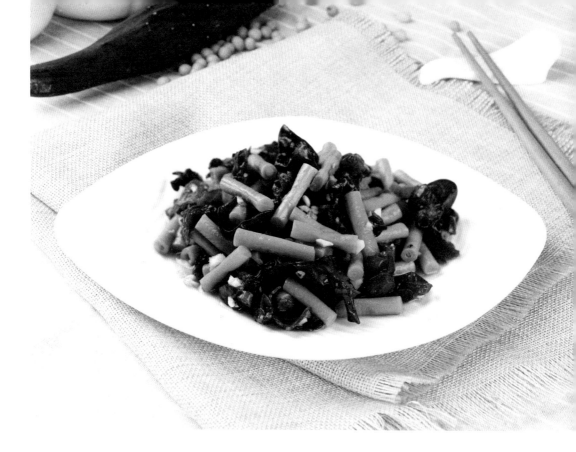

木耳拌豆角

原料

水发木耳	40 克
豆角	100 克
蒜末	少许
葱花	少许

调料

盐	3 克
鸡粉	2 克
生抽	4 毫升
芝麻油	适量
食用油	适量

做法

1. 将洗净的豆角切成小段，洗好的木耳切成小块。

2. 锅中注水烧开，加入 1 克盐、鸡粉，倒入豆角，注入少许食用油，搅匀，煮约半分钟。

3. 放入切好的木耳，搅匀，煮约 1 分 30 秒，捞出食材，待用。

4. 将焯好的食材装在碗中，撒上蒜末、葱花，加入 2 克盐、鸡粉、生抽、芝麻油，搅拌均匀。

5. 取一个干净的盘子，盛入拌好的食材即成。

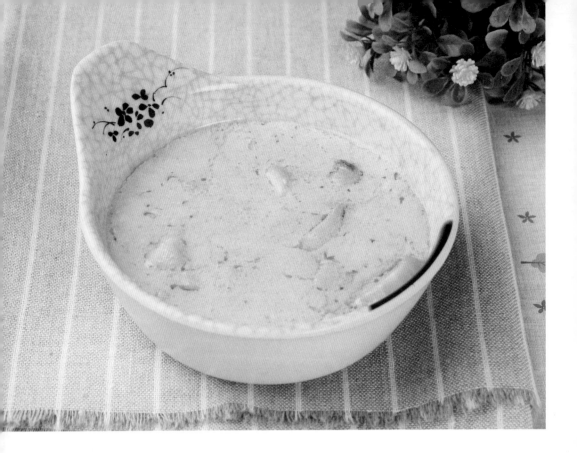

鳕鱼蒸蛋

原料

鳕鱼　　　　　100克

蛋黄　　　　　50克

做法

1. 处理好的鳕鱼去皮，切厚片，切条，再切丁。

2. 取一个碗，倒入蛋黄，倒入适量清水，拌匀。

3. 再取一个碗，倒入鳕鱼丁、蛋黄液。

4. 用保鲜膜将碗口包严，待用。

5. 电蒸锅注水烧开，放入食材。

6. 盖上盖，调转旋钮定时蒸10分钟至熟。

7. 掀开盖，将食材取出，撕去保鲜膜即可。

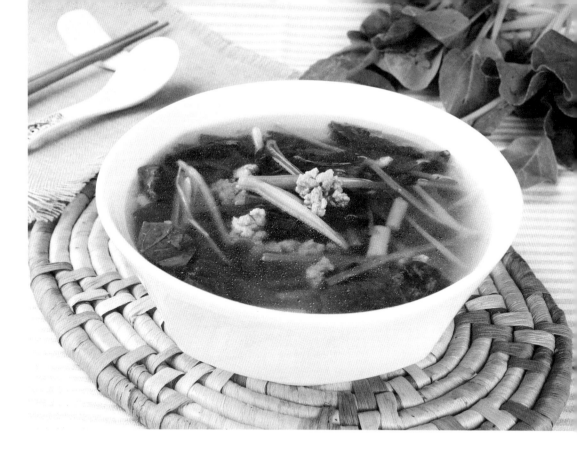

鸡毛菜肉末汤

原料

鸡毛菜	185克
肉末	90克
葱段	少许
姜片	少许

调料

盐	1克
鸡粉	1克
胡椒粉	2克
料酒	5毫升
食用油	适量

做法

1. 洗净的鸡毛菜切去根部，切成两段。
2. 用油起锅，倒入肉末，翻炒数下至稍微转色。
3. 放入葱段和姜片，炒出香味。
4. 加入料酒，注入适量清水，加入盐，煮约2分钟至即将沸腾，倒入切好的鸡毛菜，搅匀。
5. 加入鸡粉、胡椒粉，搅匀调味，稍煮片刻。
6. 关火后盛出肉末汤，装碗即可。

快乐"孕"动指导

这个时期孕妈妈的行动已经极为不便，所以一般以简单的呼吸和休息运动为主，主要是减轻身体的不适。做运动时，孕妈妈也应特别注意身体的变化，如果感觉到体力不支或不舒服应停止，不要勉强。

休息放松法

休息放松法有助于缓解孕晚期容易出现的疲劳和水肿，让孕妈妈的全身都得到休息和放松。在腿间加入抱枕，可以缓解腰部与盆骨的压力，手下的砖块可以减轻对胸部的挤压，缓解呼吸不畅导致的睡眠问题。

动作要领：

侧卧，头下枕与一侧肩同高的枕头，双腿中间夹以长形抱枕。上方的手臂下面用瑜伽砖垫高，下方手臂自然伸直向前。

Tips：

孕晚期做完任何一项运动之后，都可以用休息放松法放松身体。

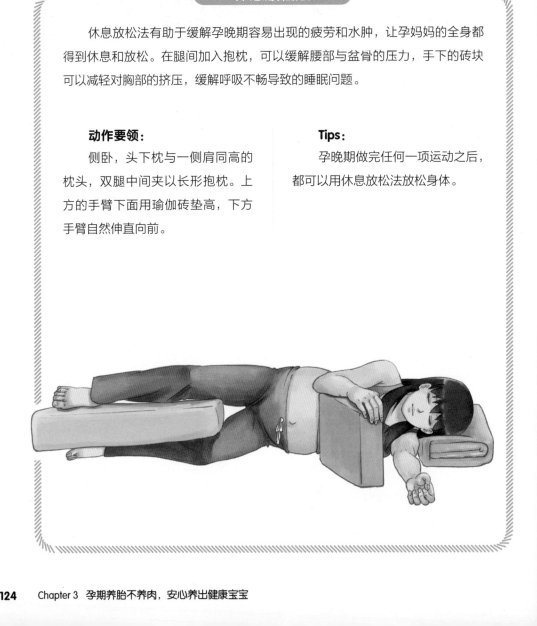

抱球婴儿式

对待产的孕妈妈来说，这是一个很好的动作。当宫缩出现时，或是感到疲劳时，都可以做此运动来放松身体。趴球的姿势，还可使腹部和盆骨放松。

Step1：

跪坐，臀部向下放松，坐在脚跟上，双手环抱于球，将脸转向一侧，依次放松颈部、肩膀、背部、臀部和双腿。随呼吸左右摇摆身体。

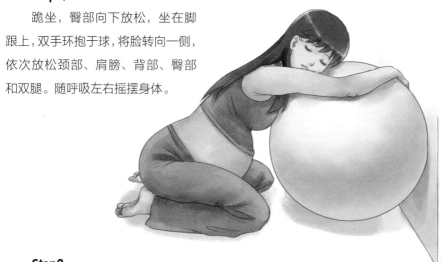

Step2：

跪立，大腿与地面垂直，将球放于胸腔的下方，腰部不要过度塌陷，放松腹部，双手环抱球，将脸转向一侧。

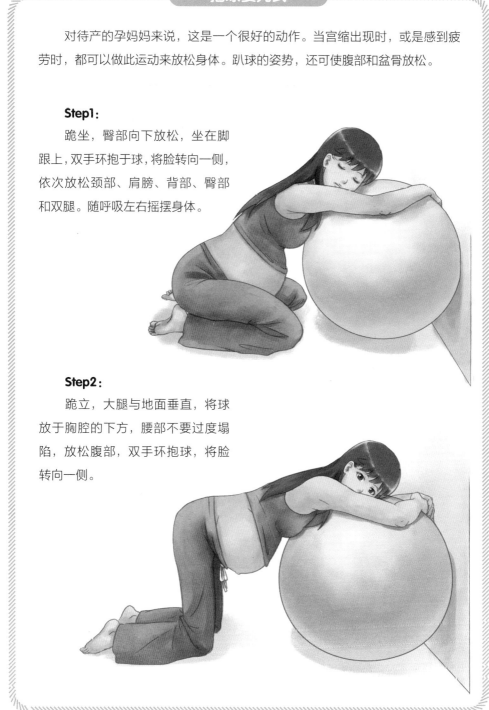

Chapter 4

月子养生重在调，
俏妈妈边养边瘦

你真的了解月子该怎么"坐"吗

4周时间，既要休养生息、补足元气

又要把握好时机边养边瘦

让你好身材、好体能、好健康，一次通通拥有

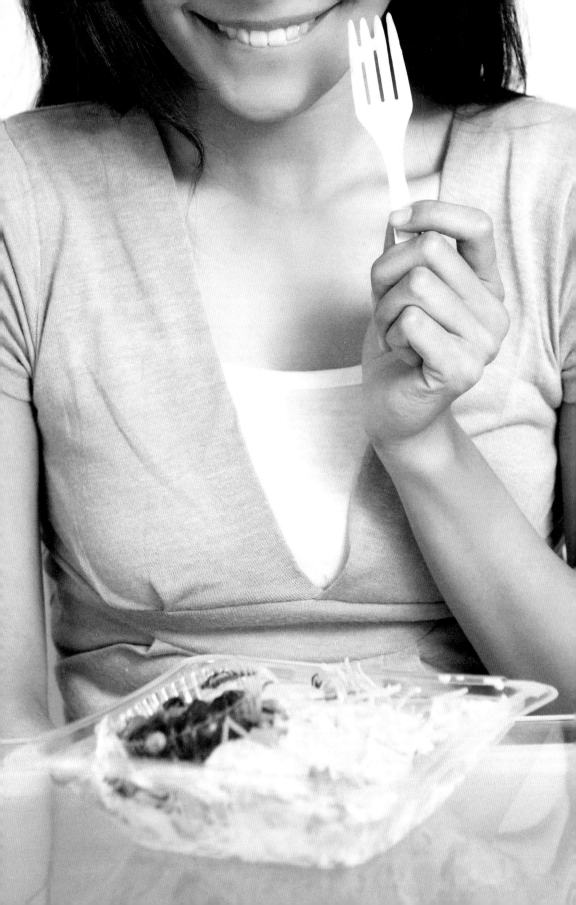

产后第1个月的调理很重要

产后第1个月，怀孕时候所有被"撑大""位移""挤压变形"的内脏都要"自然长回来"。此时，一切"瘦身"都必须建立在调理、恢复身体的基础之上。

顺产妈妈：护理重点在会阴和乳房

会阴

顺产妈妈在会阴处留下的伤口分为两种，一种是自然分娩时婴儿头部造成的小伤口，可以自行愈合；另一种是阴道撕裂伤，比较严重，需要特殊护理。还有的妈妈实施了会阴侧切，也会留下伤口。因此，顺产妈妈要特别注意会阴部位的护理。自分娩第二天起，需用专业洗液擦洗会阴，每天两次，直到拆线。

乳房

当宝宝出生、胎盘娩出，雌性激素和孕激素的水平骤降。没有了孕期激素的抑制作用，泌乳素开始指挥制造乳汁的工作，这时候的乳房也需要格外小心护理。由于孕期乳房的尺寸及重量均有所增加，因此应穿着合身舒适的棉质胸罩，每天应更换干净的内衣。如果使用胸垫来防止乳汁渗出沾湿衣服，应避免选购有塑胶边或钢圈支撑的胸垫。

剖宫产妈妈：护理重点在下腹和乳房

下腹

剖宫产的妈妈下腹和子宫都有伤口，此时应将护理的重点放在下腹部。手术后2周内，应该避免腹部切口沾湿，全身的清洁宜采用擦浴。一般情况下，表面伤口大约一星期就会愈合，但深层的子宫伤口愈合就需要较长时间。

乳房

剖宫产子宫内有较大创面，乳腺分泌功能旺盛，容易发生感染。哺乳者应注意乳房的清洁，哺乳前洗手，用温开水擦洗乳房及乳头。让婴儿含接整个乳头及大部分乳晕，避免乳头被婴儿咬破。产妇应托住乳房，保持乳腺导管的畅通，两侧乳房轮流哺乳。

准妈妈必备的营养观念

很多家庭对坐月子这件事如临大敌，特别是第一次生产的产妇家庭更加容易手忙脚乱。其实，坐月子没有那么可怕，关键就在于"吃对"和"睡好"。

坐月子，饮食上尤其要注意，并非简单地"躺着补"。产妇产后体虚，又要应对喂奶的挑战，所需营养物质跟平时有所不同，摄取方法也有讲究。首先，还是要做到均衡摄取六大类食物。其中，蛋白质、热量的摄取量要足够，也不要忽略蔬菜、水果的重要性。新鲜蔬果不只可以增加饱足感，其含有的膳食纤维还能促进肠胃的蠕动，有助排便顺畅。

另一件重要的事情就是保证充足的睡眠。新妈妈每天一定要保证 8 ~ 10 个小时的优质睡眠。为了不让小宝宝打扰到妈妈的休息，建议提前安排好人手全职照看。需要喂奶的话，可以采取提前挤好奶的方式来进行。

产后 4 周，调理重点各不同

◎产后第 1 周：
调节生理机能，排出多余水分
此时新妈妈各项生理机能都在恢复过程中，胃肠道蠕动较慢，对食物的消化和吸收的功能尚未恢复，身体比较虚弱，这个时候不宜进补，而是以排出多余的水分为主。

◎产后第 3 周：
补益元气，恢复气力
这个阶段新妈妈的伤口已基本愈合，脏器功能基本恢复，可以多摄入一些蛋白质和热量，以便补益元气、恢复气力。

◎产后第 2 周：
固本培元，补养气血
产后第 2 周要做的是补肾壮腰，健脾及帮助子宫、骨盆腔收缩，调理目的是补气养血，增益奶水，同时防止腰酸背痛。

◎产后第 4 周：
养颜美容，促进新陈代谢
产后第 4 周，这个阶段接近"出月子"，要做的是巩固营养，改善体质，促进新陈代谢，以增强免疫力和抵抗力，迎接即将到来的"减肥大任"。

母乳喂养对宝宝好，还能帮你速瘦

说起来真是很神奇，近年来因为对婴儿成长大有好处而备受推崇的母乳喂养，竟然也是帮助妈妈迅速瘦下来的大好方法。在陪伴新生儿、增进亲子感情的同时还能促进身体恢复和减重，如此一举三得的事情，快来看看是怎么做到的吧！

母乳喂养需要消耗更多热量和营养

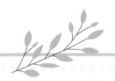

母乳中含有宝宝成长所需要的各种营养素，如蛋白质、乳糖、脂肪、维生素、矿物质，还有有益健康的免疫蛋白，这些都是妈妈体内的热量转化而成。也就是说，新妈妈每天泌乳都是在消耗自身热量。这也是母乳喂养能够让妈妈变瘦的原因。

新生宝宝大概每次吃奶 30～50 毫升，按每 3 个小时吃一次计算，新妈妈每天泌乳量在 300 毫升左右，这需要消耗约 754 千焦的热量，相当于有氧运动 30 分钟。不仅如此，随着新生儿的长大，对乳汁的需求量也不断增长，这就成了一种自然而然的减肥方式。

哺乳能加速新陈代谢

新近的一项研究表明，母乳喂养会改变妈妈的新陈代谢速度，让她们更快恢复到原来的体重。这是因为母乳不断分泌可以消耗妈妈体内额外的热量，而宝宝的吮吸又会刺激新妈妈的大脑垂体，分泌一些有利于身心健康的激素，进而促进新妈妈身体的恢复。

哺乳有助于消耗大腿和手臂的脂肪

哺乳是减轻体重的好时机，最容易减的就是臀部和大腿。怀孕时，孕妈妈们增重一般会先胖大腿、肚子和后背，这是身体在为分娩后的哺乳积蓄力量。新妈妈正式开始哺乳后，乳汁的分泌最先消耗的就是孕期积蓄在这些部位的脂肪。

手臂上积蓄的脂肪也无需担心，在日复一日的哺乳过程中，妈妈用手抱宝宝的动作将消耗掉多余的手臂脂肪。

营养师推荐，月子期饮食瘦身法

哺乳期其实是一个大量消耗体能的时期，新妈妈既要养好自己的身体，又要分泌乳汁
供新生宝宝健康成长。此间，只要吃对食物，不但不会超重，还可以趁机瘦下来。

铁

新妈妈在分娩时会流失部分血液，因此产后补血是十分必要的。铁是血液中血红蛋白的主要成分，新妈妈缺铁严重时，血中血红蛋白减少，就会引起缺铁性贫血，出现倦怠、疲乏、头晕等症，影响产后身体的恢复，甚至会落下"病根"。因此需要在这一时期补充大量的铁元素，可多吃一些含铁丰富的食物，如蛋黄、猪血、黑木耳、红枣、红糖、豆制品等。

蛋白质

新妈妈由于分娩时劳累和进食较少，产后相当一段时间仍表现为体质虚弱，为了使新妈妈尽快恢复健康，就需要补充大量的蛋白质。如果是哺乳的新妈妈，为了供给宝宝足够的营养，也必须补充足够的蛋白质。新妈妈的月子饮食可多准备一些富含优质蛋白质的食物，如鸡蛋、牛奶、黄豆、花生、核桃、瘦肉等。可做成汤品，以便于消化和吸收。

钙

新生儿骨骼中的所有钙质都是从母体中得来的，这意味着哺乳妈妈产后需要更多的钙。而且，如果妈妈体内缺钙，抵抗力会非常弱，神经系统也会变得脆弱，容易出现产后抑郁症。所以，月子里的妈妈每天还要多吃些豆类或豆制品，多饮骨头汤，吃一些绿色蔬菜，以保证机体摄取充足的钙质。

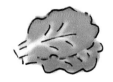

坐月子这样吃又补又瘦

增加食物种类，但不加量

新妈妈在月子期也要注意饮食的多样性，以保证均衡的营养，并增加食欲。但每种食物摄食量不宜过多，这样可以做到减重不减奶。新妈妈可以尝试一下这样的餐点模式：

早餐：小米饭小半碗 + 煎三文鱼 100 克 + 豆腐干 3 片 + 白菜木耳汤大半碗 + 素炒青菜 1 碟 + 香蕉半根

中餐：馒头半个或 1 个 + 鸡胸肉炒芹菜 1 份 + 蒸红薯半个 + 苹果半个

晚餐：荷包蛋 1 个 + 水煮蔬菜 200 克 + 牛奶 1 杯

上午 10 点半和下午 3 点半左右还可以加餐，吃点点心、水果等。这样既丰富了饮食品种，又能防止摄入过多的热量，新手妈妈不妨一试。

多吃五谷杂粮饭增加饱腹感

完全杜绝主食的减肥方法一点也不适合产后马上要应对哺乳挑战的新手妈妈们。其实，不必对米饭深恶痛绝，吃对了米饭也可以减肥。那就是用五谷杂粮代替精致的米和面，增加膳食纤维，从而增强饱腹感，减少哺乳妈妈总热量的摄入。五谷杂粮可以熬成粥或者蒸成软饭来给产妇食用。不过，也需要注意不宜食用过于粗糙和坚硬的食物，以免影响消化。

一天吃 6 餐，每餐 7 分饱

月子期的饮食宜少量多餐，即总量不变，一天可以吃 6 餐，每餐 7 分饱。这样既满足了营养的需求，又可增加饱腹感，新妈妈不会摄食过多。而且，这种饮食方式不利于脂肪的囤积，身体很难胖起来，慢慢地身体就会变成不易胖的体质了。

合理摄水，排毒又瘦身

月子期应控制饮水量，每天摄取水分的总量应控制在 1200 ~ 1500 毫升。可以喝一些温热的汤饮、月子水等，例如用老姜、红糖加水熬煮成的汤水，不仅可以帮助补气补血、补充体力，还能促进新陈代谢，帮助排毒，让新妈妈更容易瘦下来。

避开饮食五大禁忌

? 忌寒凉生冷类食物

新妈妈由于分娩消耗大量体力，体质大多是虚寒的。如果在产后饮食生冷寒凉，极易伤及脾胃使得产后气血不足难以恢复。另外，中医认为，"寒主收引"，产后饮食生冷，还会有碍于体内恶露的排出。因此，产妇应禁食冰饮，尽量少吃章鱼、田螺、草菇、苦瓜、柚子、香蕉、西瓜等寒凉性食物。

? 忌水分过多的食物

生产之后，要控制水分摄入，以免造成产妇水肿。一天合适的水分摄入量以体重每增加1千克，多摄取15毫升的水分为准。这个分量包括了所有摄取的汤汁、果汁、饮料，以及水果的水分。建议每次喝水的分量以100毫升为限，以小口慢慢喝。少吃含有大量水分的食物，也不要一次性饮入大量水。

? 忌高脂肪、高胆固醇饮食

在传统的观念中，产妇因为消耗大，要靠吃大量高脂肪、高胆固醇的食物补回身体，这在过去是对的。那时候生活水平低下，饮食普遍较差，身体里储存的营养不够弥补生产的流失。现如今，大多数人生活水平有了质的飞跃，餐餐见肉早已经是事实。这个时候大量的高脂肪、高胆固醇食品会给产后的肠胃带来额外的负担。

? 忌多油、高盐、辛辣饮食

多油食物不仅容易反胃还不易消化；高盐食物中的钠离子易使血液浓稠度增加，而让新陈代谢受到影响；辣椒等辛辣食品易伤津、耗气、损血，加重气血虚弱。

? 忌油炸、烧烤、红烧食品

产后饮食的一大原则是宜清淡不油腻。过于油腻的食物，正常人的身体尚且难以吸收，更不用说肠胃功能还很弱的产妇了，应远离油炸、烧烤、红烧食品。

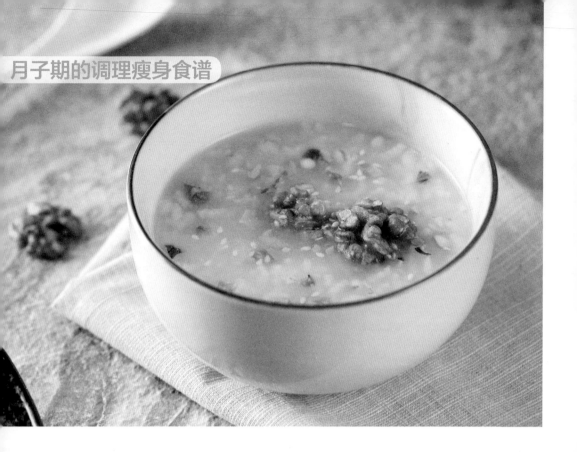

芝麻核桃薏米粥

原料

水发大米	110 克
白芝麻	15 克
核桃仁	30 克
水发薏米	40 克

做法

1. 洗净的核桃仁切成碎丁，备用。
2. 砂锅中注入适量清水烧开，倒入洗好的大米。
3. 加入核桃仁、薏米、白芝麻，搅拌匀。
4. 盖上锅盖，用中火煮约 35 分钟至食材熟软。
5. 揭开锅盖，持续搅拌一会儿。
6. 将煮好的粥盛出，装入碗中即可。

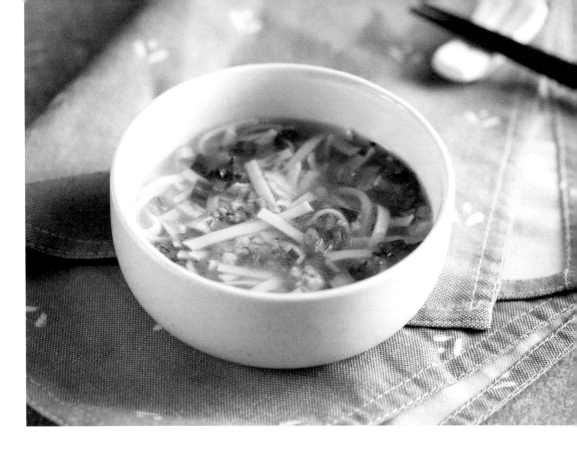

肉末碎面条

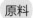

原料

肉末	50 克
上海青	适量
胡萝卜	适量
水发面条	120 克
葱花	少许

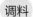

调料

盐	2 克
食用油	适量

做法

1. 将去皮洗净的胡萝卜切成粒，上海青切成粒，面条切成小段。
2. 把切好的食材分别装在盘中，待用。
3. 用油起锅，倒入备好的肉末，翻炒几下，至其松散、变色。
4. 放入胡萝卜粒、上海青粒，翻炒几下，注入适量清水，翻动食材，使其均匀地散开。
5. 加入盐，拌匀调味，用大火煮片刻，待汤汁沸腾后放入切好的面条，转中火煮一会儿至全部食材熟透。
6. 关火后盛出煮好的面条，装在碗中，撒上葱花即成。

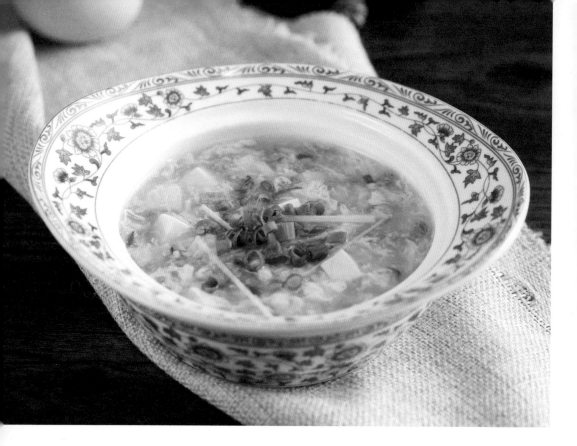

豆腐牛肉羹

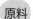 **原料**

牛肉	90 克
豆腐	80 克
鸡蛋	1 个
鲜香菇	30 克
姜末	少许
葱花	少许

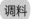 **调料**

盐	少许
料酒	3 毫升
水淀粉	适量
食用油	适量

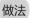 **做法**

1. 洗净的豆腐切丁；洗净的香菇切成粒；洗好的牛肉剁成肉末；鸡蛋打入碗中，搅成蛋液。

2. 开水锅中倒入豆腐、香菇，煮 1 分钟至断生，捞出食材，待用。

3. 用油起锅，放入姜末，爆香，倒入牛肉粒，炒松散，淋入料酒，炒出香味。

4. 淋入适量清水，煮沸，倒入豆腐和香菇，拌匀，加入少许盐，盖上盖，煮约 1 分钟至熟。

5. 揭盖，捞出浮沫，倒入适量水淀粉，拌匀，倒入蛋液，拌匀煮沸，放入少许葱花，拌匀。

6. 将煮好的食材盛出，装入碗中即可。

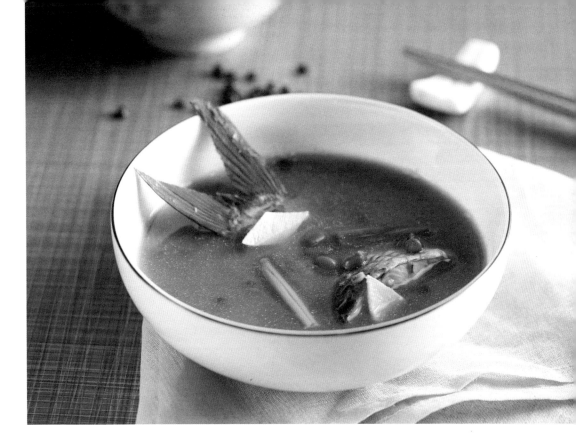

红豆鲤鱼汤

原料

净鲤鱼	650 克
水发红豆	90 克
姜片	少许
葱段	少许

调料

盐	2 克
鸡粉	2 克
料酒	5 毫升

做法

1. 锅中注入适量清水烧热，倒入洗净的红豆。

2. 撒上姜片、葱段，放入处理好的鲤鱼，淋入料酒。

3. 盖上盖，烧开后用小火煮约 30 分钟，至食材熟透。

4. 揭盖，加入盐、鸡粉，拌匀调味，转中火略煮，至汤汁入味。

5. 关火后盛出煮好的鲤鱼汤，装入汤碗中即成。

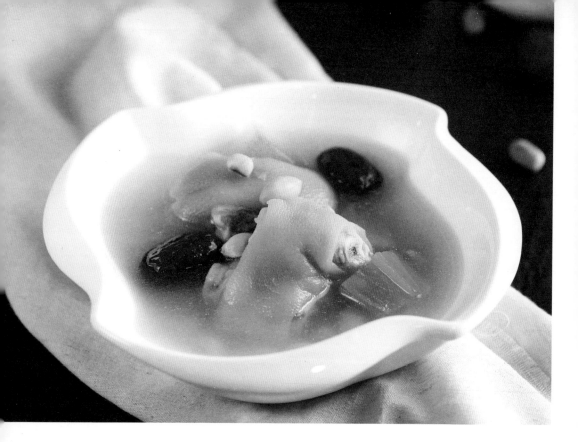

花生眉豆煲猪蹄

原料

猪蹄	400 克
木瓜	150 克
水发眉豆	100 克
花生	80 克
大枣	30 克
姜片	少许

调料

盐	2 克
料酒	适量

做法

1. 洗净的木瓜切开，去籽，切块。

2. 锅中注入适量清水，倒入猪蹄，淋入料酒，汆片刻至转色。

3. 关火后将汆好的猪蹄捞出，沥干水分，装盘待用。

4. 砂锅中注入适量清水，倒入猪蹄、大枣、花生、眉豆、姜片、木瓜，拌匀。

5. 加盖，大火煮开后转小火煮3小时至食材熟软 揭盖，加入盐，搅拌至入味。

6. 关火后将煮好的菜肴盛出，装入碗中即可。

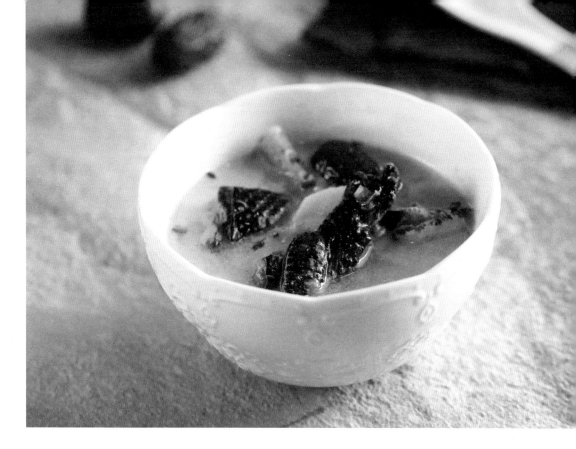

四味乌鸡汤

原料

乌鸡肉	35 克
大枣	30 克
当归	10 克
黄芪	10 克
党参	15 克
姜片	少许
葱花	少许

调料

料酒	少许
盐	2 克
鸡粉	2 克

做法

1. 锅中注水烧开，倒入乌鸡肉，汆去血水，捞出待用。
2. 砂锅中注水烧开，放入备好的当归、黄芪、党参、大枣，倒入汆过水的乌鸡肉，加入姜片、料酒。
3. 盖上盖，烧开后用小火炖煮约 1 小时至食材熟透。
4. 揭开盖，加入盐、鸡粉，搅拌均匀至其入味。
5. 关火后盛出煮好的汤料，装入碗中，撒入葱花即可。

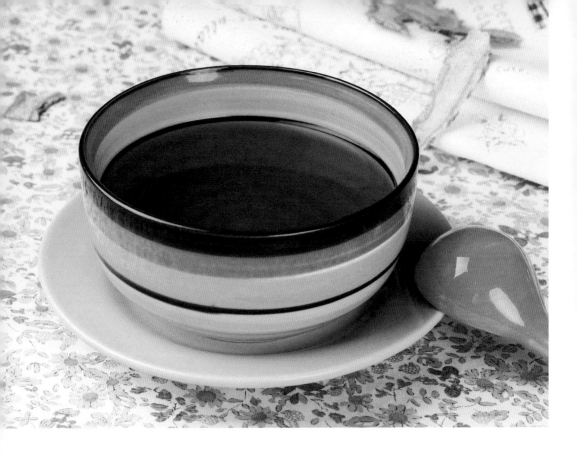

月子生化汤

原料

当归	少许
川芎	少许
桃仁	少许
烤老姜	少许
炙甘草	少许

做法

1. 将当归、川芎、桃仁、烤老姜、炙甘草用清水洗净，再置于清水中泡约 8 分钟，待用。
2. 砂锅中注入适量清水，放入泡好的药材，盖上盖，烧开后转小火煮约 60 分钟。
3. 揭盖，盛出煮好的药汁，待用。
4. 砂锅中再次注入适量清水，盖上盖，烧开后转小火续煮约 60 分钟。
5. 关火后揭盖，盛出煮好的药汁。
6. 饮用时将两次煮好的药汁混合均匀即可。

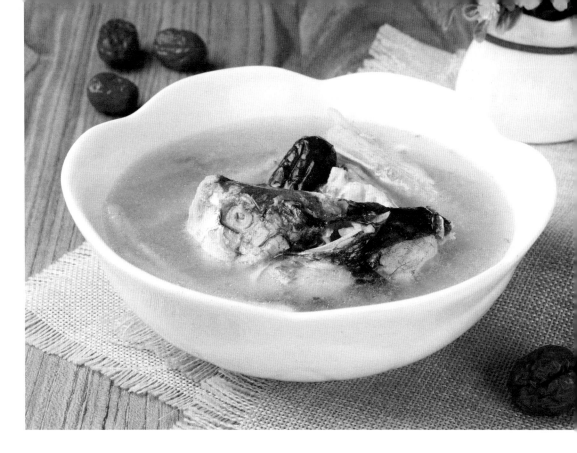

首乌鲫鱼汤

原料

首乌	少许
黄芪	少许
北沙参	少许
大枣	少许
鲫鱼	200 克
生姜	适量

调料

盐	2 克
食用油	适量

做法

1. 将首乌、黄芪装入隔渣袋中，用清水泡发 10 分钟。

2. 把大枣、北沙参放入清水中浸泡 10 分钟。

3. 热锅注油烧热，倒入鲫鱼块，煎至两面微焦，盛出待用。

4. 砂锅注入适量清水，倒入鲫鱼块，放入泡发滤净的大枣、北沙参、隔渣袋、生姜。

5. 盖上锅盖，开大火烧开后转小火煮 1 小时。

6. 掀开锅盖，加入盐，搅匀调味，将煮好的鱼汤盛入碗中即可。

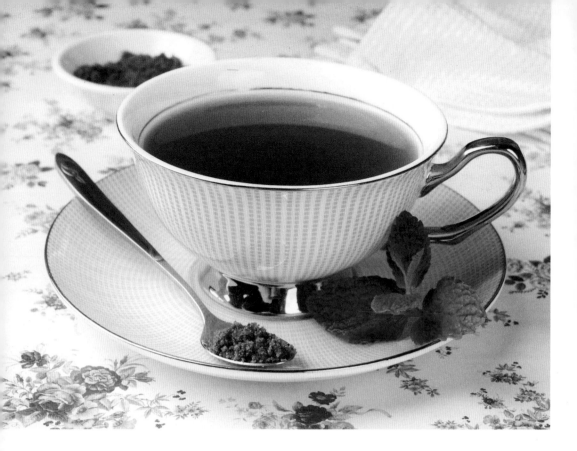

薏米枸杞大枣茶

原料

水发薏米	100 克
枸杞	25 克
大枣	35 克

调料

红糖	30 克

做法

1. 取备好的蒸汽萃取壶，接通电源，安好内胆。

2. 倒入备好的薏米、大枣、枸杞，注入适量清水至水位线。

3. 扣紧壶盖，按下"开关"键，选择"养生茶"图标，机器进入工作状态。

4. 待机器自行运作 35 分钟，指示灯跳至"保温"状态。

5. 断电后取出内胆，将药茶倒入杯中。

6. 饮用前放入红糖即可。

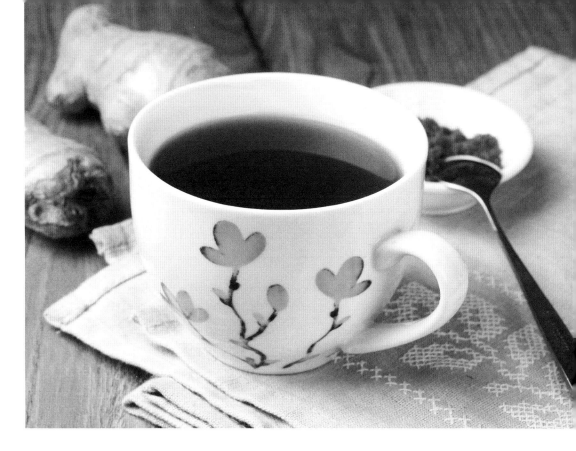

生姜大枣水

原料

生姜	35克
大枣丁	35克

调料

红糖	40克

做法

1. 处理好的生姜切成片，再切成丝，待用。
2. 蒸汽萃取壶接通电源，往内胆中注入适量清水至水位线。
3. 放上漏斗，倒入大枣丁、生姜丝，扣紧壶盖，按下"开关"键。
4. 选择"萃取"功能，机器进入工作状态。
5. 待机器自行运作5分钟，指示灯跳至"保温"状态。
6. 断电后取出漏斗，将药茶倒入杯中，饮用前放入红糖即可。

月子期的活动方案

良好的产后恢复，除了需要充足的休息，合理的饮食营养之外，还需要配合科学的运动。月子期适当活动不仅有助于恢复身材，还能缓解产后肌肉和骨骼的酸痛，舒缓压力并减少产后抑郁症的发生。

月子期活动注意事项

什么时候开始运动

对于有些女性，运动是她们生产后第一个月内最后想到的事情。许多产科医师和助产师也都建议等到产后 4 ~ 6 周后开始锻炼。但是美国妇产科医师学会表示，一旦自己感觉好一点，就可以开始锻炼了。只是，开始产后运动之前要征求医生的意见，刚开始运动要控制强度。产后当日，产妇开始下床排尿，可起床近距离走动。一周后，产妇可据自身情况开始做保健操。

顺产和剖宫产需分别对待

一般而言，正常顺产的新妈妈分娩 24 小时以后就可以下床活动了，产后 10 天左右就可以适当轻微锻炼了，待到产后 4 ~ 6 周（也就是出月子之后）就可以根据身体情况（尤其是子宫恢复情况）做瘦身操了；剖宫产的妈妈如果伤口和身体状况恢复良好，通常在产后 6 ~ 8 周就可以循序渐进地进行运动了。

运动需循序渐进

运动不能心急，一定要循序渐进。产前有运动习惯者，在产后可继续自己喜欢的运动来进行减肥；平常没有运动习惯者，建议先从较静态的柔软操或是走路之类较温和的运动开始进行。产妇身体比较虚弱，尤其是剖宫产的产妇，伤口需要一定的时间恢复，不提倡做剧烈的运动。

运动时间要掌握

饭后 1 小时开始运动是比较合适的时机，运动之前最好做 5 到 10 分钟的热身。每 15 到 20 分钟要补充 100 毫升水。如果是母乳喂养，需要在运动前给宝宝喂奶，运动后至少 1 个小时再喂奶。因为运动后身体中产生的乳酸会影响乳汁的质量。

超简单运动，助瘦更助恢复

这里推荐几个超简单又实用的运动方案，助新妈妈产后瘦身一臂之力。即便是卧床的姿态也可以锻炼和瘦身哦。

腹部淋巴紧实按摩

动作分解：

1 先进行腹式呼吸，吸气时，肚子隆起，吐气时肚子凹陷，如此慢慢地呼、吸3 ~ 5次。

2 双手以顺时针方向不断交替，在肚子上以画圈方式按摩，画3 ~ 5圈。

3 找到肋骨的位置，从左边肋骨下方开始往左下方推按，再从左侧腰往肚脐下方推按，再从下腹部往右侧腰间推按，最后再从右侧腰间往右边肋骨方向推按，以菱形的推按方向，持续3 ~ 5次（如图所示）。

4 从侧腰开始，由外往内，双手交替滑拨，可以稍微用点力气，感觉要把腰间的肉往肚脐方向推挤，每一边重复推拨6次。最后再搭配水分穴、天枢穴、气海穴等几个穴位按摩，就可完成了。

5 按摩的最后一步是舒缓，将双手放在下腹，也就是子宫的位置，往外侧缓慢抚滑，连续5 ~ 10次。最后将双掌交叠，回到腹部，顺时针方向绕圈安抚，5 ~ 10次即可。

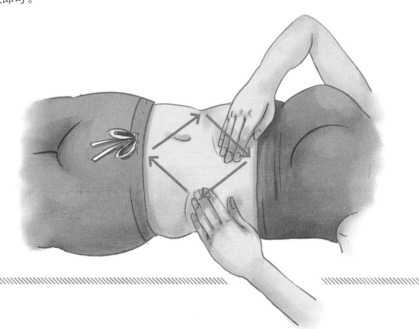

每组动作重复5次，每天练习2~3次。这个动作可以疏通乳腺，帮助哺乳，而且还能强化胸肌，美化胸部，预防乳房松弛下垂。

Step1：
采取卧姿，双臂向两侧打开。

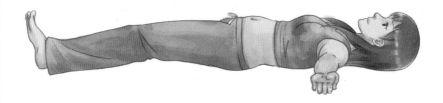

Step2：
双手向上方高举合掌。

Step3：
双臂向头顶上方伸展，手背相贴，保持5秒钟，放松还原。

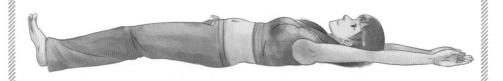

腹部运动

这个动作能够帮助紧实腹肌，增强腰背力量，塑造平坦小腹。每天可以练习 2 ~ 3 次。

动作要领：

仰卧，双腿伸直，双臂向前伸展，下巴贴近前胸，呈点头状，上半身向上抬起保持 8 ~ 10 秒，还原放松。

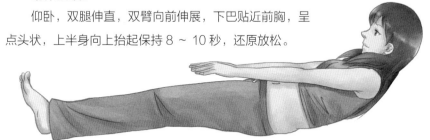

猫背练习

这个动作有助于促进子宫的恢复，而且能够很好地锻炼腰背肌肉，对瘦腰、瘦背都有帮助。

Step1：

取跪姿，四肢与身体垂直，呼气低头看肚脐，腹肌收紧，背部尽量向上拱起。

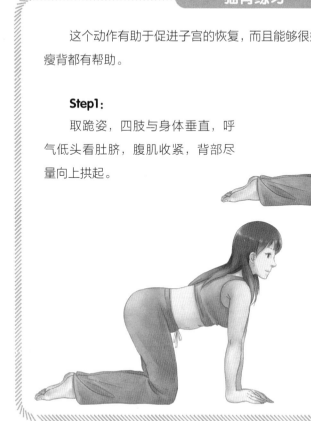

Step2：

吸气，腹部还原放平，抬头。

Chapter 5

产后甩肉大作战，
超瘦美辣妈成功养成

你知道吗？坐月子之后的 8 周
是女人补气养血、瘦身减重的黄金期
透过饮食＆运动计划
成功养出健康胖宝贝、美丽瘦妈咪

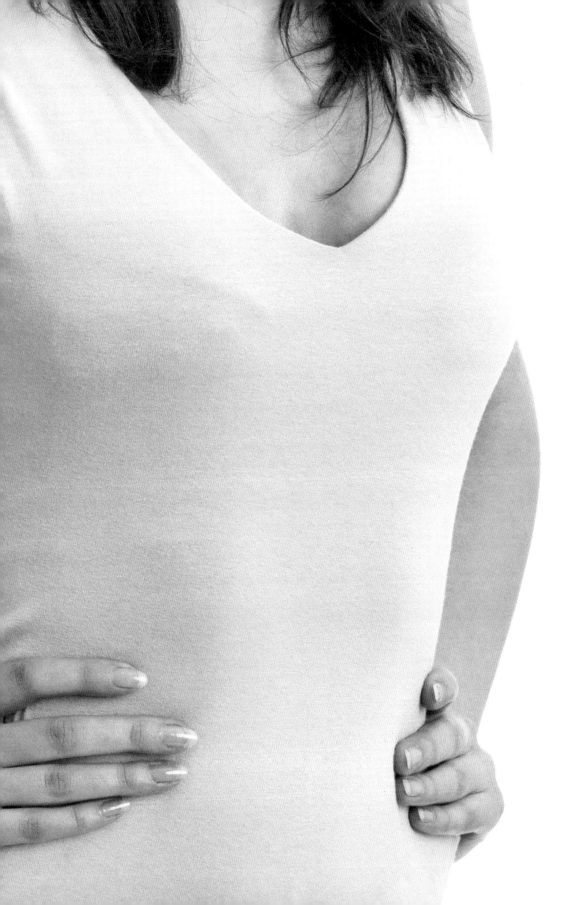

产后第 2 ~ 3 个月，制定瘦身目标

经过月子期的恢复和调养，产后第 2 个月时，新妈妈的身体已经逐步恢复，月经也会逐步恢复正常，即内分泌及新陈代谢逐渐恢复正常，这个时候选择正确的减肥瘦身方法，不但不会影响哺乳，还会让奶水更通畅。

月子后黄金 8 周，减重正当时

伤口愈合，降低减肥阻碍

一般而言，产后 6 周左右，新妈妈伤口已愈合，恶露已基本排尽，为科学瘦身运动创造了较好的生理条件。

脂肪松散，肌肤松垮，适合减肥

产后，新妈妈的皮肤变得松弛，体内脂肪处于游离状态，未形成包裹状的难减脂肪，而且身体组织都处于修复状态，此时锻炼，有助于快速消减脂肪。

利用哺乳，加强消耗热量

哺乳新妈妈的身体为分泌乳汁，会一点点消耗掉怀孕期间所储存的脂肪组织。医学研究证明，新妈妈产后哺乳能早日恢复身材，并且降低乳腺癌、卵巢癌的发生率。

减重之前，先检视自己的健康状况

产后不适已经消失

一般来说，产妇在产后 6 周身体复查情况正常，说明身体恢复较好。在身体无任何不适感的情况下，可进行力所能及的瘦身锻炼。

月经重新来报道

恶露排尽之后，有的妈妈就会迎来"老朋友"。月经来得早，说明身体恢复较好，不过有的哺乳新妈妈月经来得晚也不用着急，只要身体感觉良好，同样可以适度运动。

哺乳瘦身时泌乳量要足够

哺乳妈妈坚持哺乳有助于瘦身，但要确保自己泌乳量足够，且瘦身期间也要时刻关注泌乳量，一旦泌乳减少则要引起重视，必要时要停止瘦身活动。

确定目标体重，逐步减重

要想减重成功，往往需要一个明确的目标来支撑自己的信念，且在合理的减重目标下制订的减重计划，更具有可行性。尤其是对于产后新妈妈来说，只有明确减重的目标，才能最终取得较好的效果。

测量现有体重

在开始减肥前，新妈妈需先测量自己的现有体重，以确定自己是否超重和减重的目标。一般，根据体重来计算自己的体重指数，如果体重指数高于 25，则说明需要减重；如果在 18.5 ~ 24.9，则主要的目标在锻炼肌肉，塑身。注：体重指数（BMI）＝ 体重（千克）÷[身高（米）]^2

确定目标体重

目标体重并非是别人的体重，而是自己的标准体重。身高（厘米）减去 105 即为标准体重，新妈妈可以根据标准体重，制定自己的减重计划。产后减肥跟一般减肥有所不同，单靠减少体内脂肪的方法可能无法回到怀孕之前的美体，得通过有针对性地锻炼减重才行。

产后第 5 ~ 8 周，以瘦 3 千克为目标

根据美国妇产科医师学会 (ACOG) 的建议，哺乳期妈妈每周减去 1 磅（1 磅 =453.59237 克）体重是安全的，并且不会对婴儿的成长造成负面影响。如果未进行母乳喂养，则建议新妈妈们每周减去 1 ~ 2 磅的体重。

因此，产后 5 ~ 8 周，建议新妈妈以瘦 3 千克为目标，减重目标较易达到，且不会影响哺乳。

产后第 9 ~ 12 周，再瘦 3 千克

产后 9 ~ 12 周，建议新妈妈仍然以瘦 3 千克，每周瘦 0.75 千克左右为减重目标。在减重期间，可以用你喜欢的方式记下你减肥的一点一滴，特别是在你取得阶段性成果的时候。你可以写减肥日志，跟朋友们分享你的经历也让他们监督你的进度；如果想隐私一点，就用笔记或日记本记下来。这会让你的减重目标更易达到。

把握饮食关键，摆脱产后肥胖

产后，每个新妈妈都希望快点恢复身材，但是要怎么才能健康减重，又不影响到宝宝的健康呢？合理饮食，就是一个很好的途径。

满月之后，你可以这样吃

每天摄入热量比刚生完少 1256 千焦

月子期后，由于哺乳的需要，新妈妈对热量和营养的需求仍然较高，如果过分限制热量的摄取，不仅会影响自身的健康，还会影响正常哺乳。但是吃得过多，热量摄取过多就会造成过剩，从而囤积脂肪。产后妈妈在这一时期，相较于月子期可每天减少约 1256 千焦的热量，这些热量可分配到一日三餐中，对饮食影响不大。

多吃低 GI 食物

血糖上升的速度若很快，会刺激胰岛素分泌，将血糖转变为脂肪，储存在身体细胞中。一般来说，蛋糕、饼干、糖果、含糖饮料等食物会使血糖快速地上升，而白米饭与糙米、胚芽米相较之下，升糖指数也较高，这些食物应尽量少吃或不吃。粗杂粮、部分新鲜蔬菜升糖指数低，可适量多吃。

口味尽量清淡

许多食物原本热量较低，可是往往添加了如果酱、味精、油脂、酱油等等高热量、高糖分的调味料，使食物热量增多，吃多了反而增加了摄取的能量，多余的热量被储存成脂肪形式，自然就很容易发胖了。因此，产后妈妈在饮食上应当以清淡为主，远离那些重口味的高热量调味食品。

细嚼慢咽

科学证明，减慢进餐速度，非常有助于减肥。狼吞虎咽只会让你进食过量，而根本不利于减肥。应坚持细嚼慢咽，每口饭嚼 10 ~ 20 下就能使你的进食速度大大减慢，从而提早产生饱腹感，同时也不会增加胃肠的负担，对产后妈妈减肥是有益而无害的。

一些饮食禁忌要避开

为了控制体重，新妈妈已经在饮食上做过了诸多努力，不过在此基础上新妈妈们还要避开一些饮食禁忌，为顺利减重适当忌口。

🚫 零食和点心热量高，要少吃

很多零食和点心热量和糖分都很高，产后妈妈往往会抵挡不住诱惑就伸手抓来吃，虽然能一解馋欲，但往往使肥胖率居高不下，得不偿失。产后新妈妈的饮食应该以营养健康的食物为主，不要贪图一时的口欲而让零食和点心危害你的健康。如果实在想吃零食，可有目地挑选利于减肥的零食，比如海苔、全麦面包等。

🚫 动物油脂肪含量高，要少吃

动物油中的饱和脂肪酸含量高，且含有较多的胆固醇，食用过多容易造成脂肪堆积，引起肥胖。产后新妈妈要注意脂肪类食物的摄取，食用油尽量以植物油为主，如大豆油、葵花籽油等。同时，动物肥肉、动物内脏等部位应少吃或不吃。

🚫 忌盲目吃素

很多产后妈妈为了控制体重而选择吃素，以为这样避免摄取脂肪食物就能够快速减肥了，其实这是不正确的。尽管素食富含营养，但是钙、铁、锌、维生素 B_{12}、维生素 D 等营养素是很多素食没办法提供的，而只能从肉蛋奶类食物中摄取。因此，产后切不可盲目食素，而应该合理控制热量和脂肪的摄取量，以助减肥。

🚫 忌吃减肥药

减肥药主要通过减少人体营养吸收量，增加排泄量来达到减肥目的，不仅会影响人体的正常代谢，也很难达到减肥瘦身的效果。与此同时，哺乳期的新妈妈服用减肥药，大部分药物会从乳汁里排出，这样就等于宝宝也跟着吃了大量药物。新生婴儿的肝脏解毒功能差，大剂量药物易引起宝宝肝功能降低，造成肝功能异常。

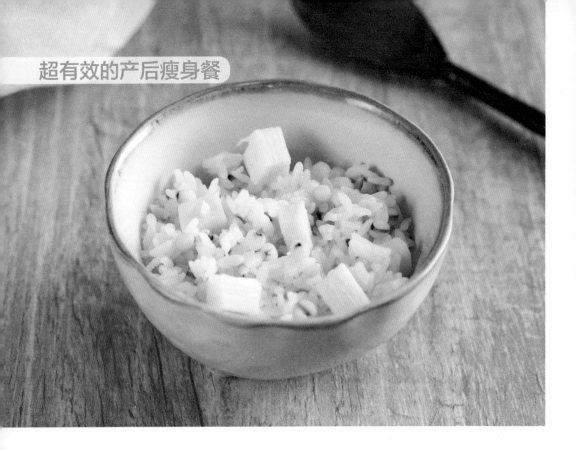

薏米山药饭

原料

水发大米	160 克
水发薏米	100 克
山药	160 克

做法

1. 将洗净去皮的山药切片，再切成条，改切成丁，备用。
2. 砂锅中注入适量清水烧开，倒入洗好的大米、薏米。
3. 放入切好的山药，拌匀。
4. 盖上锅盖，煮开后用小火煮 30 分钟至食材熟透。
5. 关火后揭开锅盖，盛出煮好的米饭，装入碗中即可。

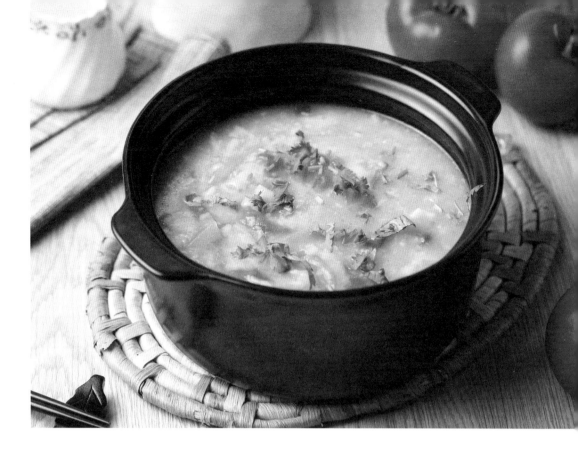

南瓜西红柿面疙瘩

原料

南瓜	75 克
西红柿	80 克
面粉	120 克
茴香叶末	少许

调料

盐	2 克
鸡粉	1 克
食用油	适量

做法

1. 洗净的西红柿切开，切小瓣；洗净去皮的南瓜切开，再切成片。

2. 把面粉装入碗中，加 1 克盐，分次注入清水，搅拌均匀，倒入少许食用油，拌匀，至其成稀糊状。

3. 砂锅中注入适量清水烧开，加 1 克盐、食用油、鸡粉，倒入切好的南瓜，搅拌匀，盖上盖，煮约 1 分 30 秒至其断生。

4. 揭盖，倒入西红柿，拌匀，再盖上盖，烧开后用小火煮约 5 分钟。

5. 揭开锅盖，倒入面糊，搅匀、打散，至面糊呈疙瘩状，拌煮至浓稠，盛出煮好的面疙瘩，点缀上茴香叶末即可。

莴笋蘑菇

原料

莴笋	120 克
秀珍菇	60 克
红椒	15 克
姜末	少许
蒜末	少许
葱末	少许

调料

盐	2 克
鸡粉	2 克
水淀粉	适量
食用油	适量

做法

1. 将洗净去皮的莴笋切段，对半切开，用斜刀切成段，改切成片；洗好的秀珍菇切成小块；洗净的红椒切成小块。

2. 锅中注油烧热，倒入姜末、蒜末、葱末，爆香，放入秀珍菇，拌炒片刻。

3. 倒入莴笋、红椒，翻炒均匀，加入少许清水，炒至全部食材熟软。

4. 放入盐、鸡粉，拌炒均匀，倒入水淀粉，快速翻炒食材，使其裹匀芡汁，关火后盛出炒好的菜肴，装入盘中即可。

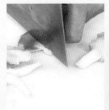
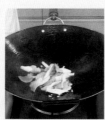
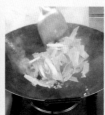
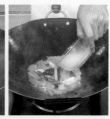

Tips：
莴笋和秀珍菇都是低 GI 食物，就算每天食用也不会导致肥胖，适宜做产后减肥餐。

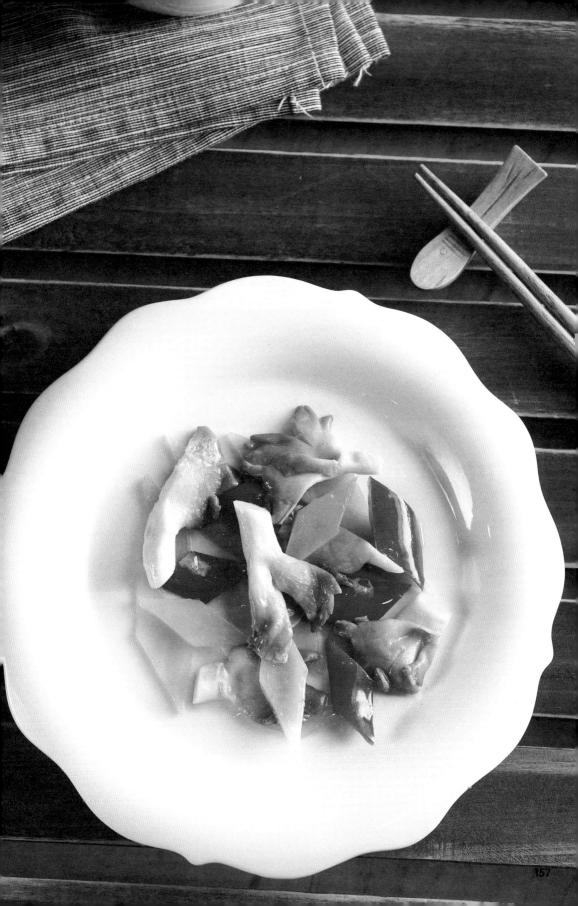

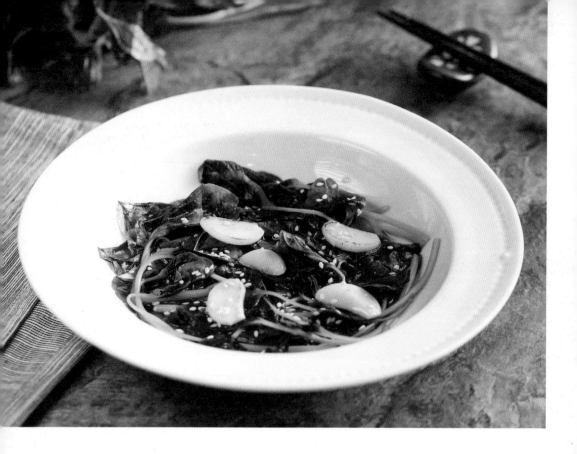

橄榄油芝麻苋菜

原料

苋菜	200 克
高汤	250 毫升
熟芝麻	少许
蒜片	少许

调料

盐	2 克
橄榄油	少许

做法

1. 砂锅中注入适量清水烧开，倒入洗净的苋菜，拌匀，煮至变软。

2. 捞出苋菜，沥干水分，装入碗中，待用。

3. 锅置火上，倒入少许橄榄油，放入蒜片，爆香，注入高汤，用大火略煮一会儿。

4. 加入盐，拌匀，煮至沸腾，撒上熟芝麻，拌匀，调成味汁。

5. 关火后盛出味汁，浇在苋菜上即可。

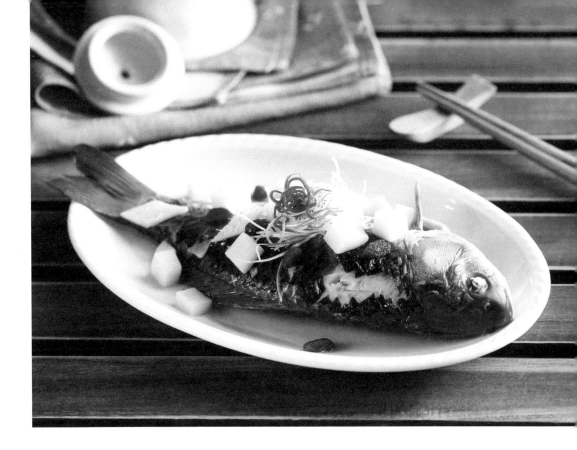

山药蒸鲫鱼

原料

鲫鱼	400 克
山药	80 克
姜片	20 克
葱丝	少许
红椒丝	少许
枸杞	适量

调料

盐	2 克
鸡粉	2 克
料酒	4 毫升

做法

1. 洗净去皮的山药切成粒，处理干净的鲫鱼两面切上一字花刀。

2. 将鲫鱼装入碗中，放入姜片、料酒、盐、鸡粉，拌匀，腌渍 15 分钟，至其入味。

3. 将腌渍好的鲫鱼装入盘中，撒上山药粒，放上姜片、枸杞。

4. 把蒸盘放入烧开的蒸锅中，盖上盖，用大火蒸 10 分钟，至食材熟透。

5. 揭开盖，取出蒸好的山药鲫鱼，夹去姜片，撒上葱丝、红椒丝即可。

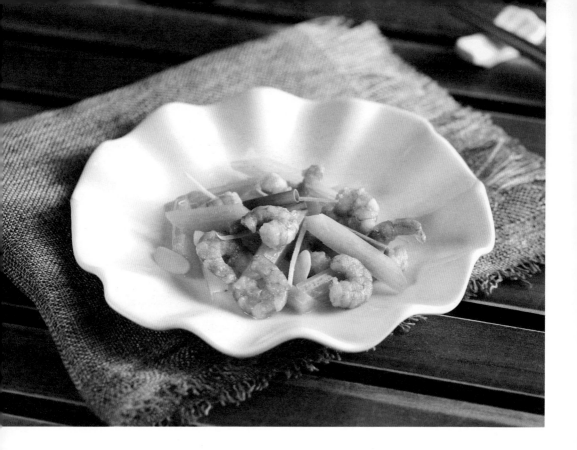

杏仁西芹炒虾仁

原料

杏仁	50 克
西芹	300 克
虾仁	90 克
葱段	10 克
姜末	3 克

调料

盐	3 克
鸡粉	2 克
料酒	3 毫升
水淀粉	4 毫升
食用油	适量

做法

1. 将洗净的西芹切开，再切段；虾仁装碗，加 1 毫升料酒、1 克盐、2 毫升水淀粉，拌匀，腌渍约 10 分钟。

2. 锅中注水烧开，倒入杏仁，拌匀，煮约 1 分 30 秒，捞出待用。

3. 沸水锅加入食用油、1 克盐，倒入西芹段，拌匀，焯至食材断生后捞出。

4. 用油起锅，倒入葱段、姜末，爆香，放入虾仁，炒匀，淋入 2 毫升料酒，翻炒一会儿，至虾身弯曲。

5. 放入焯过水的西芹段，翻炒匀，倒入焯好的杏仁，炒香。

6. 加入 1 克盐、鸡粉，炒匀调味，用 2 毫升水淀粉勾芡，关火后盛出菜肴即可。

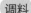

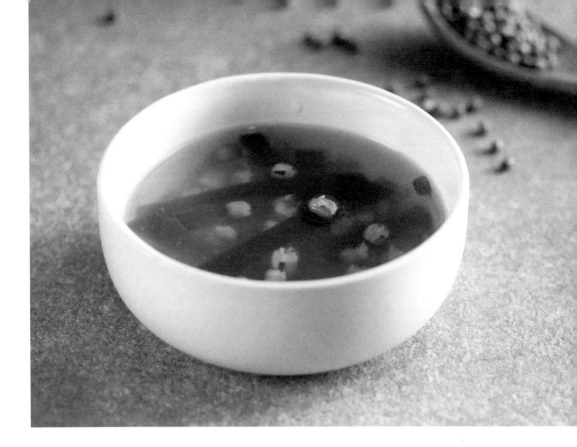

海带绿豆汤

原料

海带	70 克
水发绿豆	80 克

调料

冰糖	50 克

做法

1. 洗净的海带切成条，再切成小块。

2. 锅中注入适量清水烧开，倒入洗净的绿豆，盖上盖，烧开后用小火煮 30 分钟，至绿豆熟软。

3. 揭开盖，倒入切好的海带，加入冰糖，搅拌均匀。

4. 盖上盖，用小火续煮 10 分钟，至全部食材熟透。

5. 揭开盖，搅拌片刻，盛出煮好的汤料，装入碗中即可。

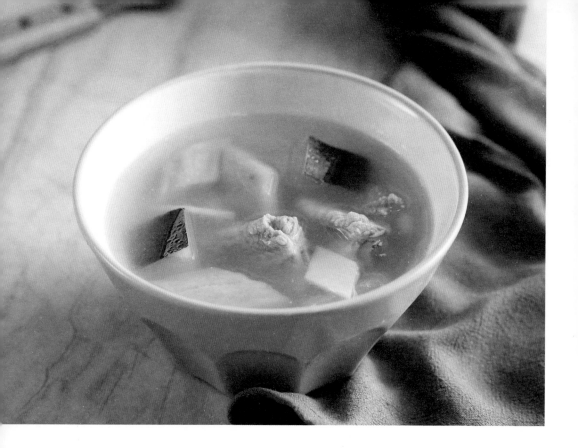

双瓜黄豆排骨汤

原料

冬瓜	150 克
苦瓜	80 克
水发黄豆	85 克
排骨段	150 克
姜片	少许

调料

盐	少许
鸡粉	少许

做法

1. 将洗净的冬瓜切块；洗好的苦瓜切开，去籽，再切小块。

2. 锅中注入适量清水烧开，放入洗净的排骨段，搅匀，余去血渍后捞出，沥干待用。

3. 砂锅中注入适量清水烧开，放入排骨、冬瓜块、苦瓜、黄豆、姜片，搅散。

4. 盖上盖，烧开后转小火煲煮约70分钟，至食材熟透。

5. 揭盖，加入盐、鸡粉，搅匀，续煮一小会儿。

6. 关火后盛出排骨汤，装在碗中即可。

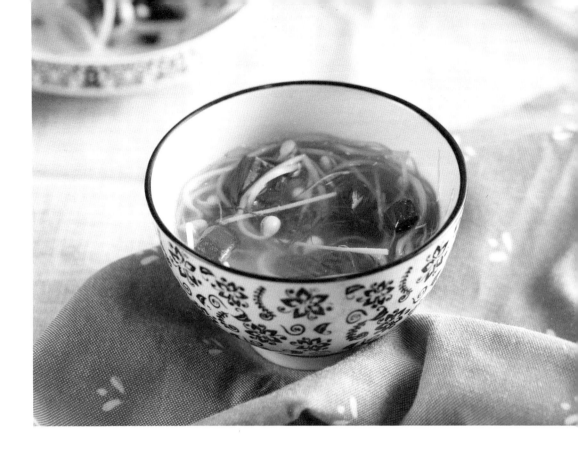

黄豆芽猪血汤

原料

猪血	270 克
黄豆芽	100 克
姜丝	少许
葱丝	少许

调料

盐	2 克
鸡粉	2 克
芝麻油	适量
胡椒粉	适量

做法

1. 将洗净的猪血切成小块，备用。
2. 锅中注入适量清水烧热，倒入猪血、姜丝，拌匀，盖上锅盖，用中小火煮 10 分钟。
3. 揭开锅盖，加入盐、鸡粉，放入洗净的黄豆芽，拌匀，用小火煮 2 分钟至熟。
4. 撒上胡椒粉，淋入芝麻油，拌匀入味。
5. 关火后盛出猪血汤，放上葱丝即可。

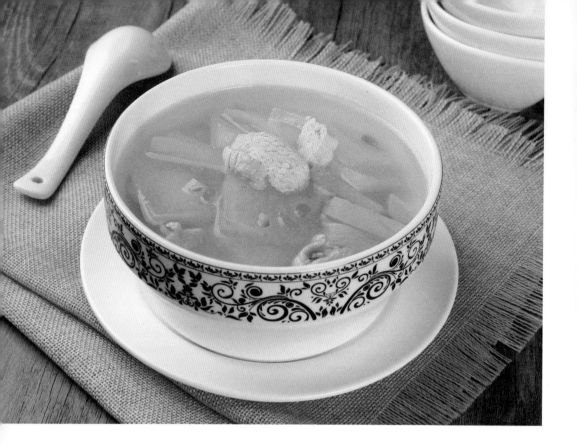

鸡肉炖冬瓜

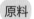 **原料**

鸡肉	100 克
冬瓜	250 克
姜片	3 克
葱段	3 克

 调料

盐	2 克

做法

1. 洗净去皮的冬瓜对切开，切成片。
2. 处理好的鸡肉切片，切条，再切成小段。
3. 备好的姜片切成丝，再切成末。
4. 择洗好的葱段切成末，待用。
5. 锅中注入适量清水烧开，倒入鸡肉，搅拌匀，煮至沸，撇去浮沫，倒入姜末、冬瓜，搅拌片刻。
6. 盖上锅盖，用小火炖 10 分钟至熟。
7. 掀开锅盖，放入葱末、盐，搅拌调味，关火后将汤盛入碗中即可。

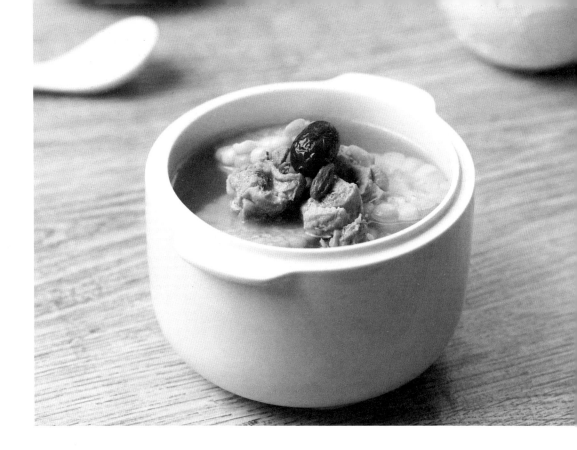

玉米煲老鸭汤

原料

玉米段	100 克
鸭肉块	300 克
大枣	少许
枸杞	少许
高汤	适量
姜片	适量

调料

鸡粉	2 克
盐	2 克

做法

1. 锅中注入适量清水烧开，放入洗净的鸭肉块，搅拌匀，煮 2 分钟，汆去血水。

2. 从锅中捞出鸭肉后过冷水，盛入盘中备用。

3. 另起锅，注入适量高汤烧开，加入鸭肉、玉米段、大枣、姜片，拌匀。

4. 盖上盖，用大火煮开后调至中火，炖 3 小时至食材熟透。

5. 揭盖，放入枸杞，拌匀，加入鸡粉、盐，搅拌均匀，至食材入味，再煮 5 分钟。

6. 将煮好的汤料盛出即可。

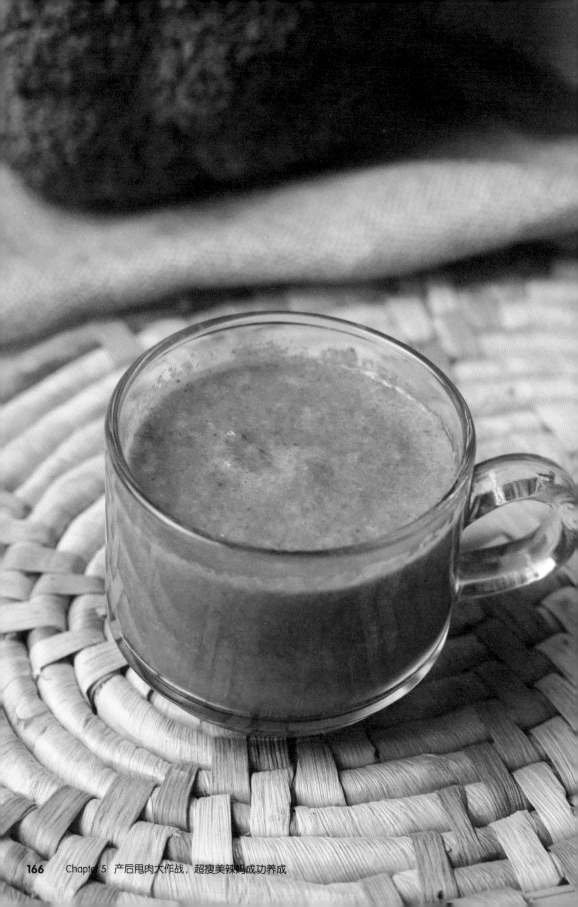

菠菜西蓝花汁

做法

1. 洗好的西蓝花切成小块，菠菜切成段。
2. 锅中注水烧开，倒入西蓝花，煮至沸，倒入菠菜，搅匀，氽片刻，捞出待用。
3. 取榨汁机，将焯好的食材倒入搅拌杯中，倒入适量纯净水，盖上盖，榨取蔬菜汁。
4. 揭盖，倒入白糖，再盖上，搅拌片刻；揭盖，将榨好的蔬菜汁倒入杯中即可。

原料

菠菜	200 克
西蓝花	180 克

调料

白糖	10 克

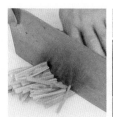
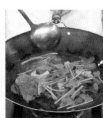
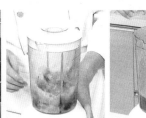
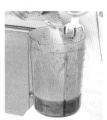

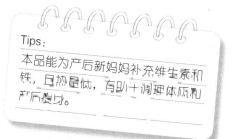

Tips：
本品能为产后新妈妈补充维生素和铁，且热量低，有助于调理体质和产后健身。

搭配运动，减重成效更佳

新妈妈如何才能够更快更安全地达到瘦身的效果呢？除了通过饮食调理产后臃肿的身体之外，搭配做些瘦身运动可以让减重效果更佳。

产后运动，全方位调整身体状态

科学、合理的产后运动，可预防或减轻因孕产造成的身体不适及功能失调，协助恢复骨盆韧带排列，恢复腹部及骨盆肌肉群功能，并使骨盆腔内器官位置复原。对新妈妈来说，改变传统观念，在保健医生的指导下合理运动对健康很有益。

别在当妈之后开始腰酸背痛

孕期为了支撑宝宝而产生的腰背负担，生产时的身体损伤，坐月子期间的长时间卧床，加之喂养宝宝的需要，如此种种导致很多新妈妈在产后容易出现腰酸背痛的症状。如不采取适当措施，这种腰酸背痛的症状会持续并加重。而产后适当运动，可增加背部肌肉力量，改善新妈妈腰背部疼痛。

盆骨回正，才能让身体曲线更美

骨盆是由骨骼构成的盆状物，由左、右髋骨和骶、尾骨及其间的骨连接构成。骨盆的主要功能是支撑身体的结构，同时保护子宫和膀胱，在怀孕初期，也保护正在成长的胚胎。

分娩之后，产妇会分泌出一种叫作松弛素的激素，这种激素会使骨盆变宽。同时，由于分娩的影响，盆骨会变得松弛。盆骨一松弛，要通过臀大肌和臀中肌这类臀部上的肌肉及腰部的肌肉来支撑，导致体形走样，并容易发生腰痛及肩酸等现象，甚至不能给脚施用均等的力，严重时甚至会造成步行障碍。另外，盆骨松弛容易造成内脏、子宫下垂，严重时还会发生子宫脱垂。

产后即使身体的赘肉已减下去了，臀部看起来还会很宽很大。因此产后调理就是从矫正骨盆开始的。收缩骨盆运动，可以帮助毒素排出，放松全身的肌肉和关节，对消除产后水肿和帮助身体恢复到正常曲线很有帮助。

7 套动作，让你从头瘦到脚

产后 2 ~ 3 个月是重塑窈窕身材和美丽容颜的黄金时间。新妈妈一定要把握好这一时机，开始执行瘦身运动计划，以便早日恢复玲珑的身段，甚至使身材比怀孕之前更加性感和迷人。下面推荐几项适合新妈妈的瘦身运动，以供参考。不过，在开始有规律的体育运动之前，新妈妈最好咨询医生。

脸部按摩，有效减掉赘肉

身体的肥胖不仅会体现在腰腹和四肢，脸部也是最显而易见的地方。产后缺乏运动，同时进食高热量、高蛋白质的食物，很容易使脂肪堆积在四肢、腹部和面部，致使脸部肥胖。另外，人体内循环不畅，或进食高盐、辛辣食物等，会出现脸部水肿，这同样也是出现脸部肥胖的因素之一。

通过脸部按摩，不仅能促进脸部淋巴系统循环，加速脸部脂肪和水分的代谢，还有助于消除脂肪，达到瘦脸和改善脸部肌肤的作用。脸部按摩，一般包括下面五步。

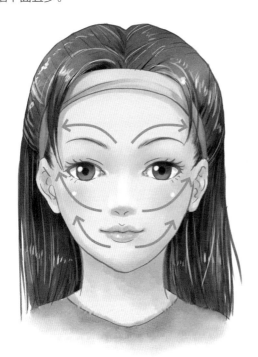

Step1：

将脸部洗净，顺着肌肤纹理涂抹适量护肤乳，从下巴中间、鼻翼两侧、额头中央部分，分别往两侧进行按摩。

Tips：

此按摩手法动作轻柔，且不需要过多的体力，新妈妈在产后可经常练习。

Step2：
　　双手手掌从前额中央向外轻轻下拉，经过腮腺淋巴，直至颈部，此动作重复３次。

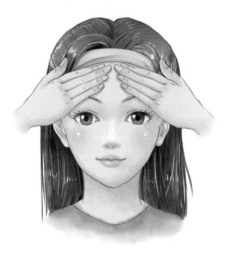

Step3：
　　双手分别用食指和中指从内眼角轻抚直至太阳穴，重复练习３次。

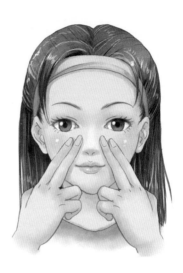

Step4：
　　用双手的食指和中指从人中轻抚至颧骨，继续拉伸至耳后，重复３次。

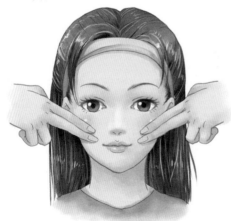

Step5：
　　双手用大拇指抵住下颌，弯曲食指从下颌中央轻捏至耳后淋巴。

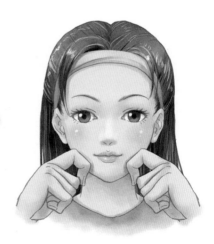

　　产后新妈妈经常练习此套背部伸展操，能够有效锻炼背部肌肉，减掉背部多余的赘肉，还能减轻背部疼痛，消除疲劳。下面，我们就一起来练习吧。

Step1：

　　预先趴在地毯上，额头放在书本上面，两脚脚背推向地板，背脊往头部延伸。

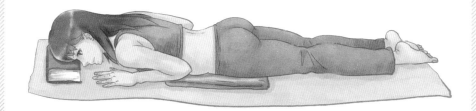

Step2：

　　右手往后伸展，左手掌心放在后脑勺上，身体延展往前，吐气时胸口离开地毯。

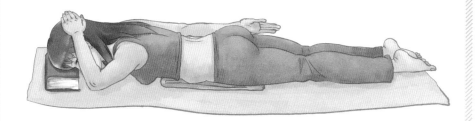

Tips：

　　身体提起时，一定要收紧臀部和大腿肌肉，否则容易令背部受伤。

Step3：

吸气，拉伸上身，再吐气，将额头贴回书本上，此动作重复 5 ~ 8 次。

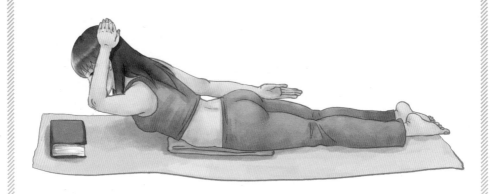

Step4：

双手掌心向上，放在身体两侧，两臂绷紧，并向后伸展，同时将双脚抬离地面，两腿保持并拢与笔直状态，保持这个动作 5 ~ 6 秒。

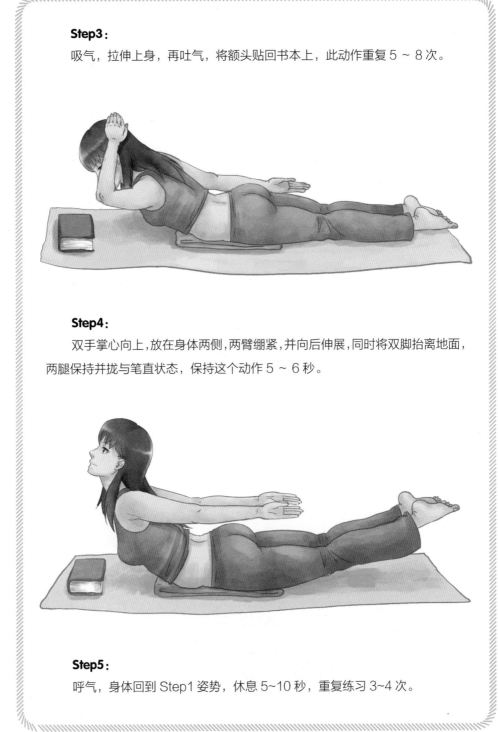

Step5：

呼气，身体回到 Step1 姿势，休息 5~10 秒，重复练习 3~4 次。

束角式瑜伽，抚平小肚子

产后身材走样是不少女性的梦魇，以往曼妙的身材从此不复存在。其实，只要产后正确控制饮食，加上瑜伽锻炼，想要恢复原来的火辣身材，并不是一件难事。通过练习产后瑜伽，能使新妈妈的身体逐步地恢复，还能调节呼吸系统，刺激内分泌系统，增强髋部、骨盆和脊柱的灵活性，加强身体核心部位的肌肉力量，使产后心情愉悦，并逐步恢复充沛的精力和体力。

下面就一起来练习一下束角式瑜伽，以促进腹部血液循环，锻炼腹部肌肉，抚平产后松弛的肚子吧！

Step1：
取坐姿，保持脊背挺直，双脚脚心相对。

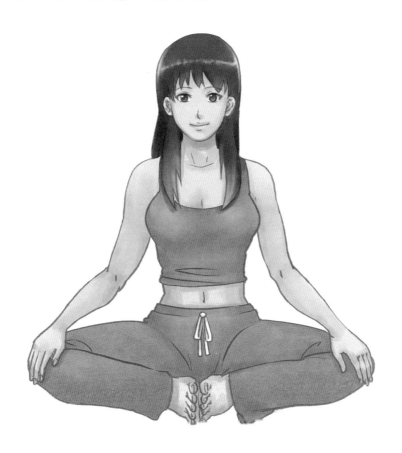

Step2：

吸气，双手向身体两侧延展；呼气，双手交叉放于脚尖下方，缓慢俯身向下，脊背向前延展。

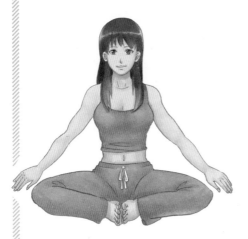

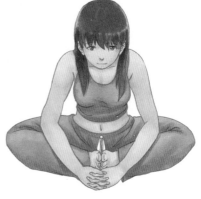

Step3：

将两肘内收，保持自然均衡的呼吸 3 ~ 5 次。

Step4：

随后加强练习，保持位置不变，双手缓慢向两侧延展，指尖触地。保持自然呼吸 3 ~ 5 次后，身体还原到初始坐姿。

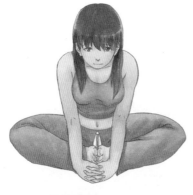

Tips：

练习此套动作时，刚开始不用过分强调动作的准确性，等身体慢慢适应后再追求动作的完美，以防出现运动伤害。

骨盆运动操，锻炼盆骨肌肉

生完孩子担心臀部变大几乎是所有妈妈关注的问题。确实，不管顺产还是剖腹产，生完孩子骨盆都会变大，要想保持好体形，你必须及时进行"修复"。产后通过做这套骨盆运动操，不仅可帮助新妈妈的盆骨回正，锻炼盆骨底部肌肉，还有助于加速血液循环，消除下肢水肿。

Step1：

躺下并把腿放在健身球上面进行腹式呼吸。吸气的时候肚子鼓起来，呼气的时候收缩，反复进行 20 次。

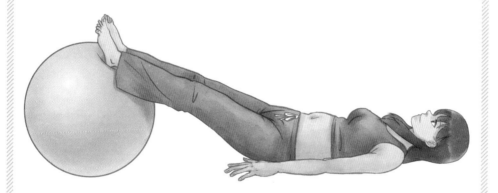

Step2：

随着吸气将臀部抬起，臀部和大腿用力，重复进行 10 次，强化盆骨底部肌肉。

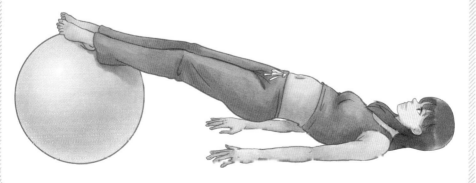

Step3：

躺下双腿伸直，健身球放在两腿中间。呼气并用两个膝盖夹紧健身球，同时使括约肌收缩，反复进行 10 次。

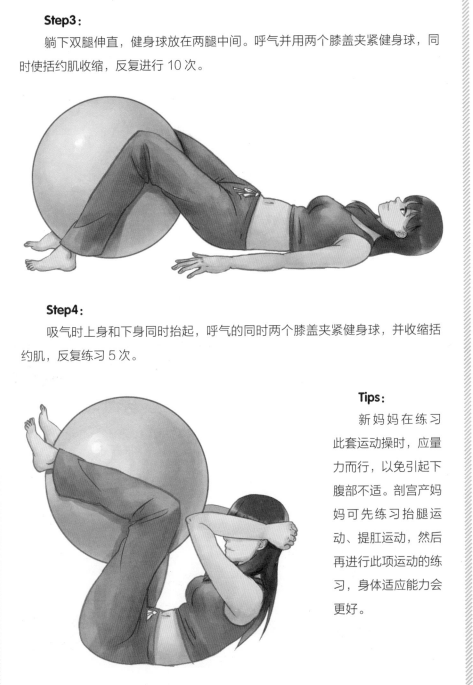

Step4：

吸气时上身和下身同时抬起，呼气的同时两个膝盖夹紧健身球，并收缩括约肌，反复练习 5 次。

Tips：

新妈妈在练习此套运动操时，应量力而行，以免引起下腹部不适。剖宫产妈妈可先练习抬腿运动、提肛运动，然后再进行此项运动的练习，身体适应能力会更好。

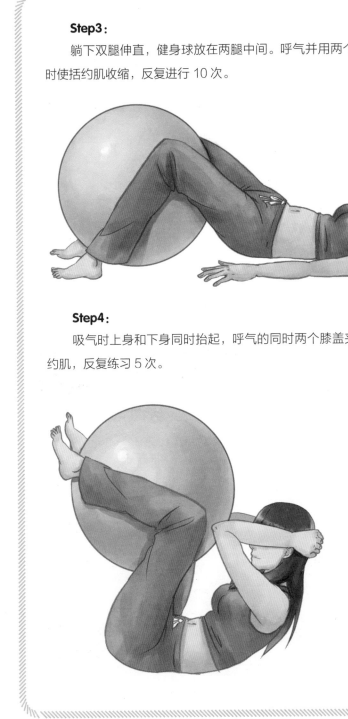

臀部是女性容易囤积脂肪的部位之一。分娩前后，产妇因长期缺乏运动及坐卧在床，臀部变得松垮下垂，这时，你不妨多做一些抬腿提臀的动作，使臀部肌肉紧缩，同时也可以帮助子宫、阴道复原。

Step1：

取坐姿，双腿并拢，双手撑在身体两侧，抬臀向左侧翻转，将重心放在左臂及左臀上，右臂举过头顶。然后将重心放在右臂及右臀上，左手举过头顶。

Step2：

将两腿并拢前伸，脚趾朝上，两手扶住大腿，然后上体向前弯曲，两手顺大腿、小腿向下摸至脚踝，然后上身回正，两手回摸。如此反复3次。

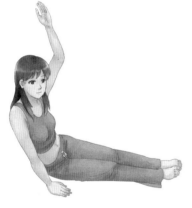

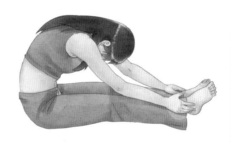

Step3：

仰卧下来，两手抱住后脑勺，以头顶和脚尖贴床，臀部尽量向上抬起，身体呈拱桥形，然后臀部回落。反复做3次。

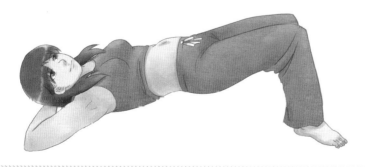

Step4：

俯卧下来，两手两膝撑在地上，两腿交替向上抬，每次抬腿停 3 秒左右后再放下。如此反复做 3 次。身体回正即可。

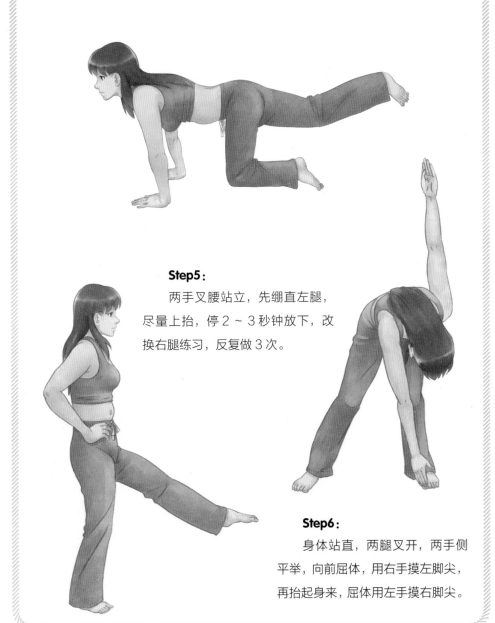

Step5：

两手叉腰站立，先绷直左腿，尽量上抬，停 2 ~ 3 秒钟放下，改换右腿练习，反复做 3 次。

Step6：

身体站直，两腿叉开，两手侧平举，向前屈体，用右手摸左脚尖，再抬起身来，屈体用左手摸右脚尖。

简单美腿操，告别产后"大象腿"

妇女生育后双腿之所以会发生重大的体型变化，多因其在怀孕期间，尤其是在怀孕后期受日益膨大的子宫压迫，使下脚静脉回流受阻，一方面形成不同程度的妊娠水肿，组织间隙水分增多，使得双腿皮肤紧绷，待水肿消去就显得皮肤松弛；另一方面造成下肢静脉曲张，分娩以后尽管静脉回流情况得到改善，但已较难恢复到孕前水平，加之产后较长时间卧床加剧了静脉曲张，使青筋盘旋扭曲于浅表。再加上怀孕期间及产后一段时期缺少运动，致双腿肌肉萎缩，逐渐为脂肪所填充。

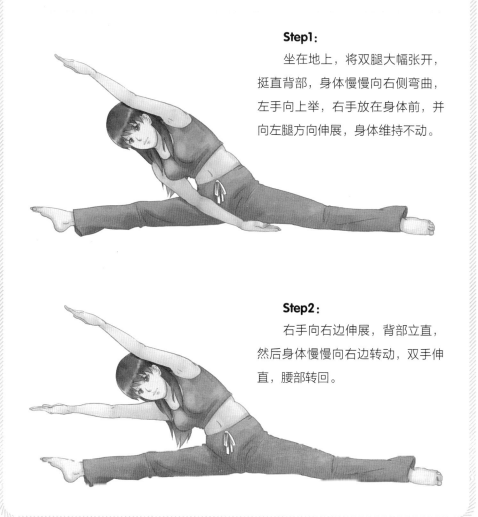

Step1：
坐在地上，将双腿大幅张开，挺直背部，身体慢慢向右侧弯曲，左手向上举，右手放在身体前，并向左腿方向伸展，身体维持不动。

Step2：
右手向右边伸展，背部立直，然后身体慢慢向右边转动，双手伸直，腰部转回。

179

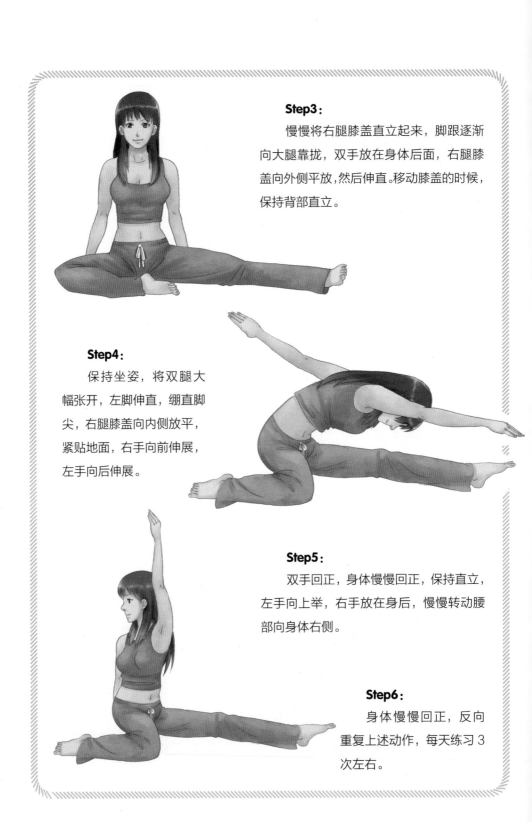

Step3：

慢慢将右腿膝盖直立起来，脚跟逐渐向大腿靠拢，双手放在身体后面，右腿膝盖向外侧平放，然后伸直。移动膝盖的时候，保持背部直立。

Step4：

保持坐姿，将双腿大幅张开，左脚伸直，绷直脚尖，右腿膝盖向内侧放平，紧贴地面，右手向前伸展，左手向后伸展。

Step5：

双手回正，身体慢慢回正，保持直立，左手向上举，右手放在身后，慢慢转动腰部向身体右侧。

Step6：

身体慢慢回正，反向重复上述动作，每天练习3次左右。

除了局部瘦身锻炼外，产后新妈妈还可以选择一些全身性的运动进行锻炼，活动全身肌肉，减肥效果会更好。下面就为新妈妈介绍一套简单易做的产后有氧瘦身操，此套动作简单易学，无需背诵动作要领，只要跟着画面运动即可！重要的是，它的减肥效果很不错哦！

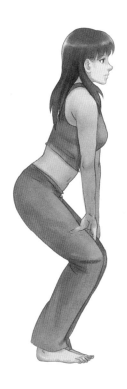

Step1：

身休站直，双脚打开，与肩同宽，慢慢吸气，双脚并拢，脊椎伸直，收紧小腹，夹紧臀部，双手自然垂放于两侧。

Step2：

慢慢吐气，身体缓缓下蹲，感觉尾椎朝下延伸。然后吸气，维持半蹲姿势，双手打开与肩同宽，停在胸前，停留 3～5 个呼吸。

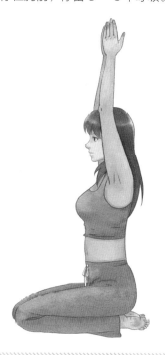

Step3：

慢慢跪于地上，腰背挺直，肩膀下沉，双手自然放在大腿上，双手慢慢举起，于头顶上方将掌心合起，感觉脊椎向上伸展。

Step4：

身体慢慢向前弯，额头贴于地面，手指尖往前延伸，维持 3 ~ 5 个呼吸，身体慢慢立直。

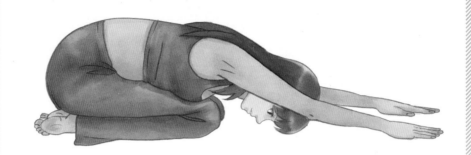

Step5：

平躺于地面，慢慢弯曲膝盖，头、颈、肩及胸部自然放松，脚掌踩在地面，手放于身体两侧。上身保持不动，双腿并拢，膝盖慢慢靠近身体，双手环抱小腿。

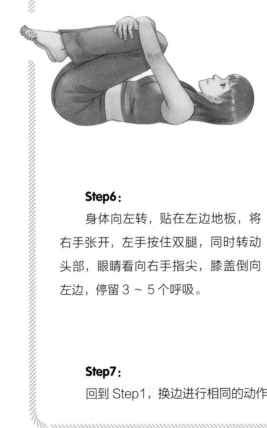

Step6：

身体向左转，贴在左边地板，将右手张开，左手按住双腿，同时转动头部，眼睛看向右手指尖，膝盖倒向左边，停留 3 ~ 5 个呼吸。

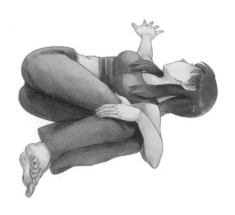

Step7：

回到 Step1，换边进行相同的动作。